U0017089

國民健康系列

健康活到100歲

洪建德 著

序

　　在中國歷史上大家最耳熟能詳求長生不老的例子，就是秦始皇。當他統一天下之後，便開始思考這個問題了。在台灣漸漸進入一個富足穩定的狀態之後，則會有更多的人來思考這個問題，可是當我們在延長壽命的時候，是不是同時要考慮到延長的壽命是不是健康的？是不是獨立生活不必扶持的？是否有生產力而且能夠與年輕人以及同輩的人和諧相處的？

　　自古以來，無論是古今中外我們都可以看到有太多太多的書、太多太多的傳說、太多太多的神仙，告訴人們怎樣活到一百歲，問題是常常沒有辦法得到證實。本書希望提供給你一個科學的答案，而且也從中體會人追求的不只是3位數的壽命，而是一個生理、心理及社會層面都亮麗的人生。

　　有一個很好笑的故事就是，中國某一個朝代的皇帝，把天下第一名醫——宋大夫找過來並且對他說：「宋大夫，我命令你在一個月內找出能夠使人長命百歲的方法。」宋大夫只能說：「是！」非常乾脆地就回家去了。回到家後是飯也吃不下，茶也喝不下，晚上更是睡不著覺，他老婆就對他說：「相公！你今天到底是怎麼一回事？」他說今天皇上給他出了一個大難題，問他怎麼樣才能活到一百歲？太太說：「沒有關係，一切就看我的。」隔了一

個月之後，宋大夫表面上非常有信心地來到皇帝的跟前，說道：「回皇上，我已找出怎麼長生不老的方法了。」皇帝非常高興地問道：「那是什麼方法呢？」宋大夫說：「這是非常難的，首先皇上您要沐浴更衣，齋戒一年，然後在天壇上面向老天請示，看看什麼時辰能夠開始這個偉大的聖典。」「好！」皇帝就沐浴更衣，齋戒了一年。一年以後的良辰吉時，開始了敬天儀式。這個儀式的卜卦結果顯示，祭典當中所需要的珍禽奇獸分布在天下四大地方，宋大夫就對皇上說：「為了這麼多的珍禽奇獸，能夠來為皇上祈福長命百歲，小的就要到各地去採集。」

這一採集就是二十年，皇上鬍子都白了，宋大夫回來之後說道：「這些藥草跟動物的生藥需要再擇日煉製，以黃河源頭的水來煉製，才能達到最大的效果。為了要知道何時蒸餾較好，皇上您再去沐浴、齋戒一年，然後再作醮祭天。」

這樣的故事說明了，大部分長命百歲的傳說，都是在應付別人的需求而已，真正能夠長命百歲的方法，是需要有醫學、生物統計學等學科的配合，也就是說需要有流行病學的觀念與長期的觀察，以及動物學上面的研究來證實這些方法不只是適用在這個人身上，而且也可以適用在另外一個人身上，不會因為時間、地點、每一個人之間的差異，而有很大的差別。假如某一個方法不可能在另一個人的身上再出現的話，那麼這些都不過是類似古時候那位宋大夫騙皇帝的招數罷了。

現在我要介紹給大家的這些觀念，都是近年來世界各地的研究成果，而這些成果都是經過長期的求證。雖然現代科學每一天都在進步，在我出這本書之前，收集了現在世界上最新的醫學資

訊。這是我在國內、外開各式醫學會,所得到最寶貴的第一手資料,然後經過整理,希望能夠帶給大家更健康、更長壽的人生。由於醫學是每一秒都在進步的,因此期待各位能夠常看到本書的再版。

目　次

生命週期的規劃

生活起居的養生

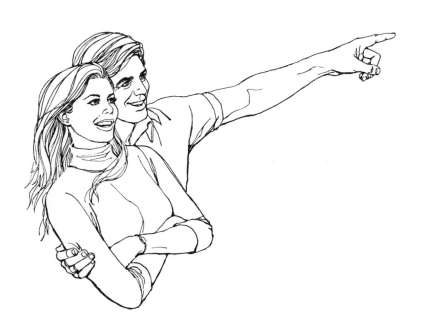

第一章　以醫學史為鏡

過去的人怎麼死的

在人類學的研究上，人類的歷史是非常短的。人類在這世界上生活大約有500萬年，在這段期間能夠有比較安定的生活，應該是從印度、埃及、米索不達尼亞及華北這幾個地方的古文明開始。也就是農業生活開始之後，才逐漸有固定的三餐，而民間真正能夠吃到大量豐富的食物，是工業革命之後的事。我們來看看1841年英國工業革命之後他們的人口統計，假如將他們的人口統計標準化之後，那我們可以看到在1841年時的標準化死亡率是每1000個人大約有360個人，平均壽命男子40歲，而女子是41歲。在這個世紀由於細菌學的發展，人類壽命延長，死亡率繼續下降；到1981年下降到每1000個人大約有80個人左右。

以英國而言在1981年的時候，當一個小孩出生的時候，所能夠期待他存活的平均壽命在男性大約已接近70歲，在女性是超過70歲。在1981年年紀愈大的英國人，他能夠活下去的平均餘命當然也愈大。在這個世紀之中發生了二次世界大戰，戰爭以及工業的傷害，造成男性的壽命一般來講比女性低。其實在承平的時候，男、女之間還是存在很明顯的差異，這個差異從1841到1981年愈

來愈擴張。這其中最重要的原因，科學家認為還是屬於男、女之間生理上的不同。

以英國為鑑

接下來我們參考一些先進國家的資料，主要是英國，接下來是美國、日本。原因是這些國家的資料比較完整，而我們台灣的資料也日趨完善，所以也會引用我們台灣的最新資料、數據。從整個人類歷史的發展，我們要看整個世界。當一個國家進入工業化。在生活水準提高、衛生程度提高之後，全國的死亡原因會漸漸改變。

在還沒有發明抗生素之前，就以1931年的英國來看，那時候在年幼的死亡人口當中，大部分都屬於傳染性疾病。到了1950年代抗生素漸漸地廣泛使用，第二次世界大戰也結束，經濟也漸漸在復甦當中，這時候傳染性疾病就大量的減少，相對的循環器官所引起的疾病就增加了，到了1973年傳染性疾病幾乎微不足道，而癌症與循環器官疾病變成為中老年人最重要的死亡原因。而年輕人的死亡主因是自殺以及意外傷害，到了1982年這個現象更加明顯，癌症愈來愈多，而其他疾病相對地漸漸在控制之中。以英格蘭與威爾士在1984年的死亡原因來看，它們以循環系統所造成的死亡原因佔最大部分49.2%，第二個重要的是癌症佔24.7%，第三大死亡的原因是呼吸系統的毛病佔10%,其他的疾病相對的就減少。筆者試圖以整個宏觀的觀念以及統計學的基礎，從時間的推展來看整個人類在時間上面的改變，因為人到底還是活在一個四度空間裡面的。

危險因子

我們在談慢性病時常常會提到「危險因子」（risk factor）。

到底什麼是「危險因子」呢？「危險因子」是公共衛生學方面非常有名的一個術語，尤其是在流行病學上面常常使用。做一個長期觀察的時候，我們發現某一個疾病跟某一個因子相關，這因子就叫做危險因子，當然相關並不一定就表示互為因果關係，可是，這個相關性可作為減少這個疾病的一個方法，我們慢性病防治所做的，也就是要減少整個社會這一方面的危險因子；股票友稱risk為風險，用風險來表現說不定更適當，而醫師為病人所做的衛生教育，也就是為了要減少危險因子，醫生所開的藥也是為了要減少個人的危險因子，我們常常要問，坐飛機有多危險？坐飛機，不同的航空公司是不是有不同的危險程度？

最近看《中國時報》刊載美國有那些航空公司從來不出事，有那些航空公司較易出事，比如說：乘坐大陸的航空公司的時候，死亡率比在塞拉耶佛（南斯拉夫境內）內戰的街道上走路的危險性還要大，這裡面就是說明，什麼是危險因子？這個危險因子，到底又有多嚴重？我們來看看在各種危險因子之下，它們的嚴重程度。假如每一天抽十根香煙，那麼，因為抽這根煙而死亡的危險是兩百分之一，當一個人40歲的時候，所有自然界所造成的死因，大概是八百五十分之一，因暴力或者毒藥致死的是三千三百分之一，得流行性感冒而死是五千分之一，在英國交通車禍而死的八千分之一，得白血病而死是一萬兩千五百分之一，在家坐而發生意外是兩萬六千分之一，先進國家在工作場所的意外是四萬三千

五百分之一，在輻射能的工廠下工作是五萬七千分之一，被人殺死是十萬分之一，在鐵路上面發生意外是五十萬分之一，被雷電打到是一千萬分之一。

以上所舉的是在一年內各種原因所造成一個人的死亡危險程度，那我們怎麼來預測這個危險的程度呢？大概有幾種方法，比如說生物學上的估計，生物學上的估計當然不可能用人體來做實驗，所以通常會以小白鼠、天竺鼠等哺乳類動物來做實驗，當然哺乳類動物牠們的體積比較小，所以要換算成為人類的體積。經過換算、「外推」之後，而得知對於人類的危險性有多大。

心臟病

接下來我們來探討各個重要的死亡原因，就以心臟血管疾病來說，這就是所謂循環器官的毛病，包括心臟以及周邊血管的毛病。這在工業化國家是最重要的死亡原因之一，在英國也是最重要的死亡原因，因為英格蘭與威爾斯以及蘇格蘭是世界上屬一屬二的心臟病高死亡地區。人當然都免不了一死，可是我們希望在不是很老的時候，我們所有的器官都能夠正常使用。對於心臟血管來說，我們也是一樣；在英國大約有80%的人死於冠狀動脈心臟病，所謂「冠心病」，就是心臟上面的幾條重要營養血管產生狹窄阻塞而引起的。

在其他國家雖然沒有像英國那麼高的百分比，不過也是主要的心臟疾病之一。從整個世界來看，有一些國家的心臟病死亡率在上升，比如像東歐的波蘭。可是有一些國家正在對這個疾病篩檢，像芬蘭就曾經是最高的國家；也有一些國家還繼續維持那麼

高的比例，比如說像美國。因為通常一個國家工業化之後，國人罹患心臟病的比例通常會繼續增加，增加到某一個程度之後，就會穩定下來。那其他的心臟血管疾病，就是一些周邊血管的疾病，或是風濕性心臟病。由於風濕性心臟病，是因為病人在年輕的時候所得到的傳染性疾病，在經過10年或20年後，自己免疫能力破壞了自己的心臟。所以基本上這個疾病可以經過衛生的改進，醫療的進步、普及而改善。所以在先進國家，類似像風濕性心臟病這一種的疾病就會顯著地減少。而工業化之後，罹患冠狀動脈心臟病的機率會增加。所以相對的，其他的心臟病所佔的死亡原因會相對地減少。

現在我們來看全世界的排行榜，以女性而言在35~40歲，死於各種不同的疾病的比例來看，前幾名在紐西蘭、以色列、愛爾蘭、芬蘭、澳洲、美國、捷克斯洛伐克、保加利亞、英國，以男性而言，第一名是芬蘭，再來是紐西蘭，再來是愛爾蘭，再來英國，再來美國。我們可以發現前幾名國家，大部分都是英語系的。有許多的營養學者、公共衛生學者以及醫學的研究者，他們認為是這幾個國家的飲食含有比較多的膽固醇及脂肪。我們看看英國早餐，發現他們的確是比其他國家的早餐，「豐富」得太多——膽固醇的含量太多。另外大家比較熟知的，所謂冠狀動脈心臟病的另外一個危險因子就是「抽煙」，抽煙越多的人得到冠狀動脈心臟病的比例就越多。所以從不抽煙的人，他們得到的冠狀動脈心臟病的比率為1的話，每一天10枝的人大概會增加為2，每一天20枝的人會增加為2.5，每一天20枝以上的人可能會增加為4倍以上，這也就是所謂相對危險。

癌

　　癌症的死亡率一直在增加當中,有一些癌症增加的比較多,有一些癌症增加的比較少。由於癌症的診斷是需要靠細胞學,甚至於病理切片的化驗或死亡後的檢查,在一些國家像台灣,大家對於死後的屍體解剖病理探討並不太熱衷,以及一些相關法律上並不鼓勵這麼做,所以得到的資料就會比較少。相對的英國和北歐的資料就比較齊全,而且他們在這世紀之初病理學就相當發達。我們來看英國1921到1971年重要死亡原因的資料可以發現,所有的癌症是增加了,而增加最快的是肺癌,前列腺癌也在增加當中,胰臟癌也在增加當中,白血病也在增加當中,減少的有胃癌、直腸癌。以女性而言,癌症可能有些微的減少,增加最多的也是肺癌,血癌。子宮癌與卵巢癌也在增加當中,而胃癌、直腸癌則是在減少當中。

　　胃癌為什麼會減少?到現在為止並沒有一個非常好的結論,雖然對於胃癌的化學治療有一些進步,雖然胃鏡的普及也使得胃癌能夠早期發現,可是,這個都不足以說明全部減少的原因。有人認為是有一些因素有助於社會的進步,社會進步後,全世界上的國家,胃癌大部分都在減少,不過確定的原因,大家並不清楚。

　　子宮頸癌會減少,最重要的原因是由於大家推行子宮頸抹片,而能夠早期發現,立即治療。大家比較注意的女性的乳癌,在最近的這幾十年,在英國並沒有很大的改變,雖然在診斷上與開刀的技術上有一些進步。對於肝癌、胰臟癌及膀胱癌,最近這幾十年在診斷和治療上面並沒有明顯的發展、突破,呈現非常穩

定。白血病由於這幾十年來在化學治療方面有一些積極的進展，所以已經在減少當中。

　　大家比較有興趣的是「為什麼會引起癌症？」對於中國人來講，一生病大部分的人就會說：可能是因為他是怎樣怎樣的緣故。可是事實上這些緣故，並不一定是引起疾病的原因。因為這些原因，常常是非常確定及單元的，對中國人來講比較常有的原因，通常會比較注意的是小時候什麼時候被人家打到；小時候沒有受到好的照顧；小時候因為中了什麼風，比如「頭風」；因為在坐月子的時候沒有受到非常好的照顧，這是目前我在台灣行醫的時候所遇到的情形。

　　可是事實上癌症的原因並不是像大家所認為的這樣子，因為要找出一個癌症的致病源，就是「致癌物質」是非常困難的。因為會引起癌症的原因是多樣性的，而且常用一種物質並不引起一種癌症，或者這種物質會使有一些人得癌症，有一些人則不會。還有一個最重要的原因是我們不能拿人來做實驗，我們不能讓一萬個人過某一種生活，另外一萬個人過另一種生活，然後再加上致癌物質的因素來觀察，經過二十年之後，看看這一萬個人跟另外一組一萬個人是不是有差別，這是非人道的，而且代價也實在是太大了。

　　舉一個例子，大家就可以知道了。比如說：我們懷疑我們所住的社區裡面的某一家工廠，他們所排出的廢氣，可能是引起肺癌的原因。或者是我們懷疑我們居家附近工廠所排出的廢水，是引起社區中那麼多「無腦兒」的原因。這些原因都需要非常複雜的程序來探測，因為可能有100個人中間，就只有一個人會得到癌

症，或者是產生「無腦」的胎兒。相反的也非常難來舉證，說這個被懷疑是致癌物質的東西是不會引起癌症的。因為這些致癌因素所導致的癌症，比例是非常低。而要偵測這麼低的效應，要非常久的時間，非常多的人口，還要花費非常大的財力。可是我們目前有的方法，並沒有那麼明確地來偵測這些些微的變化。

我們來談比較會影響癌症的一些因素。這些因素被研究之後，已經被證實，即使排名第一位的尼古丁——就是煙草，抽煙也不過增加25~40%左右而已，第二名的酒精大概增加20~40%，第三名的飲食增加10~70%，第四名的是食物的添加物，大約減少5到減少2%，第五個是一些性的行為，可以增加1~13%，職業上面增加2~8%，污染是增加，從小於1增加到50%，工廠的產品增加，從小於1~2%，醫學以及醫學的一些步驟檢查，增加0.5~30倍，地理上面的因素是增加2~40倍，傳染是增加1%。

近來核四廠吵得很兇，大家都知道第二次世界大戰時，廣島與長崎，在遭到原子彈爆炸後所造成的慘狀。在倫敦、英國，平均起來，人民接受到的輻射線，87%是自然界的輻射，這其中當然有宇宙射線佔14%，加瑪射線佔19%，以及人為的射線，比如說醫學用的射線佔11.5%，其他的才是因為職業、因為發電廠，以及因為其他意外所造成的。所以在英國管理良好的發電廠，對一般人造成癌症的比例比較低。

呼吸道疾病

在英國還有一個第三大死亡原因，就是呼吸道的疾病。通常呼吸道的原因並不包含呼吸道的癌症，最常見的呼吸道疾病是支

氣管炎，接下來是肺結核以及肺炎，氣喘所佔的比例並不大。從1920年開始，英國的肺癌就急速的增加，直到最近才達到穩定。假如我們把肺癌也算在呼吸道疾病裡面的話，它所佔的死亡原因會兩倍以上於慢性支氣管炎。那為什麼英國慢性支氣管炎會增加呢？最主要的原因就是工業化及都市化的結果，工業化造成了太多空氣污染，造成了人們呼吸道的病變，而人口密集的都市化，造成人與人傳染機會增加，最近由於生活環境的改善以及工業污染經過立法限制之後，人們呼吸道疾病已經漸漸減少了，慢性支氣管炎也隨著減少。

在英國要談到減少肺癌，那麼第一個最重要的就是要減少抽煙。為什麼呢？因為過去有許多的研究報告顯示，工業化的英國許多工人，尤其是煤礦、各種礦物的工人死於肺病的很多。而最近經過嚴格的統計學上面的分析，發現假如我們把這些工人的呼吸因素，比如減掉抽煙因素來做分析的話，結果顯示工業的污染物就變得微不足道了。

唯一例外的是在威爾斯的一個工業區。他們是製造石綿的，這個可能是除了抽煙以外另外一個引起工人肺病增加的另一個因素。最有名的也就是在我學生時代，上呼吸學時最有名的「石綿症」。曾經在石綿工廠工作過的人，他們得肺癌的比率就高，以及肺部的中皮內皮細胞癌的發生率，以及其他一些肺部疾病的罹患。可是，最近有更深入的研究顯示，這些原因可能與抽煙有互相助長的關係，一個人要是得肺部的內皮細胞癌的話，可能要在石綿工廠工作20年以上，才會有較高的罹患率。所以短期的暴露，在許多報告之中，並沒有發現有明顯的危險性。

至於肺癌，就算在非常嚴重的暴露之下，至少要五年以上。也就是這個原因，現代的許多職業病的學者，都呼籲「呼吸道相對高危險群」的工作安全，都希望他們採取比較短的工作年數。也就是鼓勵他們比較短的時間就轉業，至於在建築物內，它所造成的效果就比較難估計，可能是非常低。就以不列顛來講，以他們的暴露量來計算，他們因吸入石綿瓦所造成肺癌的比例，可能每一年增加一個。

意外與中毒

　　在英國大約每一年，每3300個人裡面，就有一個人會死於意外傷害、暴力或者是毒殺、中毒。意外災害當中，以道路的交通意外為最。在目前英國死於道路車禍的是每一年八千分之一的危險性，死於鐵路車禍的是每一年五十萬分之一，而火災每一年的危險性是每100萬人裡面有14個人，自殺是每100萬人裡面有83人。

　　中毒是所有國家中，普遍存在各個年齡層的一個重要死亡原因。在全世界幾乎所有的國家，大約每100萬人裡面有7到15個人之間，每一年會死於中毒。中毒的原因有很多，通常最常見的原因是酒精與安眠藥或酒精與迷幻藥，或酒精與止痛藥一起服用。

　　在美國，中毒的原因2/3是吃止痛藥、阿斯匹靈以及鎮定劑。廢氣死亡的原因裡面最常見的，就是汽車的廢氣所造成的中毒，第二個原因就是一氧化碳。大部分的原因是由於在室內使用燃料，所引起的不完全燃燒的一氧化碳中毒。在美國最常見的意外致命性的中毒事件，依序是：阿斯匹靈、漂白劑、石蠟，以及清

潔劑。所以在先進國家他們比較重視，會致命的藥品通常都會用一些小孩不容易轉開的容器來裝，因為小孩子都喜歡去吃他所抓來的東西，比較大的小孩子或者是大人，對於入口後感覺到有異味的東西，通常不會吃進去；可是，幼小的嬰兒以及較小幼兒就不會有這樣的反應。

當然吃下去這些不應該吃進去的毒藥的嬰幼兒，通常他在智能上都比同年齡嬰幼兒低是事實，不過在用藥學工業以及其他方面，也應該要注意怎樣來防止這些悲劇的發生。至於氣體中毒的原因，通常與汽車的老舊以及人們的懶散有關係。至於在室內引起的一氧化碳中毒，可能跟所使用的燃料有關，在英國這個世紀之初，本來使用焦煤，後來改用天然瓦斯之後，由於天然瓦斯幾乎不含一氧化碳，在一般通風良好的房間，就不容易發生一氧化碳中毒。所以他們一氧化碳中毒以及瓦斯中毒就減少到30%以下。

至於被毒蛇、被有毒的動物或者是昆蟲咬傷之類的中毒意外，在台灣或是在英國或者是在日本、美國等先進國家中，發生率較少。不過在熱帶地區的開發中國家，此問題比較多。

愛滋病

當不久前人們才慶幸傳染病已經在減少當中時，1980年代卻發現了愛滋病。而愛滋病是以性為主要傳染途徑，當然會隨著旅遊，隨著觀光，很快地傳遍全世界，變成全世界各國之間的問題。每個人都怕愛滋病，非常怕愛滋病的人，通常他們都是比較不容易受到愛滋病傳染的一群，因為他們在生活上會較有警覺性。

而愛滋病的高危險群，他們對愛滋病是一點都不覺得害怕。

大家應該要知道愛滋病是一個會致命的疾病，而且並沒有任何方法治療。愛滋病有很多的症狀，這些症狀常常是因為身體的免疫組織受到愛滋病病毒侵犯之後，免疫力受到破壞，無法繼續抵抗外來的侵犯所造成的。到後來愛滋病的患者，身體充滿了細菌、黴菌、病毒以及其他的微生物感染，甚至於寄生蟲的感染，到後來可能會死於這些傳染病或癌症。

AIDS是它的縮寫，就是後天免疫缺乏症候群。它是由後天免疫缺乏症候群病毒所感染的，到目前為止沒有任何的疫苗能夠對抗此病毒。對於中國人來說，潛伏期（當人們感染到某一個疾病的那一剎那到這個疾病發病之間，稱潛伏期）是不容易發覺的。每一個都會覺得好好的，頂多有一點點感冒的症狀而已。接下來可能有一些腺體的腫脹，他的外表以及精子都不會讓人家或自己感覺到他是有病的人，問題是病毒已悄悄地在他的身體中繁殖了，這時為了對抗此病毒，而產生抗體，所以在血液以及很多組織裡面就可以檢測到身體對抗這個病毒的抗體在增加當中，問題是這些抗體的檢驗需要比較久的時間，這當中已經「無心」傳染給和他（她）性交的人了。無論如何AIDS將成為下一個世紀全球最重要的死亡原因之一，在東南亞各國尤其猖狂，泰國更是日漸成為愛滋病帶原者的國度了。

台灣呢？許多男人嫖妓從不戴保險套，許多現代女性又在報紙鼓吹雜交。在台北的PUB，有許多的「良家婦女」和「老外」（主要金髮碧眼）有一夜情。大家真的還相信愛滋病不多嗎？

第二章 健康的捷徑

希望能以很輕鬆、充滿趣味的氣氛來教你們。平常手中拿飲料喝的時候，能夠了解喝下之後會增加多少重量出來，進麥當勞之前也能夠先想想吃進去的食物有多少的熱量。畢竟有病才找醫生是腳痛醫腳的治療，平常就是最重要的預防階段。

返璞歸眞

你們的父母親、祖父母那一代常會說：現在的小孩子真好命。因爲阿公阿媽那一代，他們小時候是吃不飽，又吃不好。而現在的小朋友不只吃得飽，還吃得好，而且玩具很多。這是一個飽足時代的來臨，「飽足」就是當國家沒有戰爭，人民也累積了一些財富。有錢起來之後，工作通常也都不用靠四肢去勞動，運動量日益減少，這也是現代人會肥胖的原因。而運動量減少對小朋友的健康影響也很大。

以最常見的蕃薯來說，以前的人常吃不到米飯，只能吃一些蕃薯簽、雜糧。那些食物大多都是天然的高纖食物，那些食物的特色就是要咀嚼很久，吃下之後熱量也不多，吃不了多少就飽了。以前的人在土地很貧瘠的時候就種蕃薯，收成後把它刨成一絲一絲，然後晒乾（蕃薯沒有晒乾會長芽出來）。晒乾後收藏起來，等

到沒有糧食的時候才拿出來吃。德國和北歐，雖然已經很文明，可是還保存古時候飲食的習慣。德國麵包很大，外面很硬，一切下去裡面很軟，有點像石頭一樣硬。德國人還用鋸麵包的鋸子來切呢！然後沾湯來吃。是灰麥全麥麵包（因為要發酵加了小麥之故，所以稱灰麥）。北歐的國家把黑麥做成全麥的蘇打餅乾，吃起來很脆，這是他們傳統的高纖飲食。

說到健康飲食，台灣現在的纖維攝食量離理想還很遠，台灣的糙米現在已經都快沒人吃了。為什麼以前的人吃糙米？因為稻米去了殼之後就變成糙米，再變成白米要損失大約20%的重量，在古時候糧食寶貴的情況下，是不可能吃白米的。再說現在在家裡吃媽媽做的早餐的機率偏低，而且將來會越來越低。因為台灣是工商業化的社會，尤其是台北，大家都很注重時間。所以現在家庭主婦會覺得做家事不符合成本效益。因而健康飲食的理想，要考慮到台灣現實的社會環境。

全方位保健

台灣改變得太快，第一個要考驗的是婚姻。因為男女雙方都太忙了，他們在外面跟別人見面的機會比跟家人見面的機會還多。親子之間來說，小朋友假如跟媽媽相處的時間較多，媽媽能夠多花些心思來關心、照顧小朋友的話，小朋友比較不容易發胖，也比較不容易有厭食症、暴食症。所以親子關係與健康的關聯值得現代父母三思。

一個人會生病有三個原因，第一是生理，第二是心理。第三則是社會的問題。後兩者光靠一個醫師來改變非常不容易，會變

成一個異議者。美國在1950年代的韓戰死了數萬美軍，這些美軍都是20歲左右的年輕人。屍體運回去之後解剖，發現有很多人動脈硬化非常嚴重，這是生理原因。即使韓戰的時候不死，20年後也有許多美國大兵會死於心肌梗塞。

生理、心理，以及社會問題這三種原因所造成的病，需要治療的方式有很多，我們要如何去做？

首先是生理，我們要了解食物的熱量。一個人幾歲的時候是多高、多胖。我們陽明醫院對111個小朋友所做的檢驗發現，有18%有糖尿病的前兆、40%有膽固醇過高、33%三酸甘油酯過高、45%尿酸過高。這些小朋友再隔五年、十年之後，就會開始出現病徵，而他們那時候才20歲左右而已。現在常常20歲左右的人就有痛風，以前都是老年人才有痛風。現代人在生理方面都應去了解一些醫學、營養學的常識。

接下來是心理，一個人在抑鬱孤單、悲傷的時候，比較容易吃東西，這時候要解決心理上調適的問題，免得影響健康。

最後是社會，社會的問題得從很多方面來說。譬如說學校方面應該要怎樣配合，不要變成小朋友要得到健康飲食的時候，無從獲得，只有兩種東西可以選擇。在美國極大部分的醫生、營養學家，都極力反對吃垃圾食物。垃圾食物包含了太多的油脂，不只會造成心臟、血管疾病增加。其他的致癌成分會因為過度加熱而變成致癌物質。

孩子如何評估肥胖度

用身高、體重及年齡百分位計算的方法算出來的結果是標準的，還是過高的？在不同的年紀會有不同的標準。10歲小男生的

身高中間值應該是136公分，他身高假如是剛好136公分，那麼他的體重也就應該差不多是30公斤，假如他的體重是40公斤，就表示他超重了10公斤。假如是身高佔的百分位是40、體重是60，那表示體重比較超前、身高比較落後，那就是超重了。

計算熱量的秘訣

蔬菜、水果含有比較多的醣類，把它歸類到五穀根莖類來，可分成三個部分來看。你只要記住：我能夠吃幾份？乘以80大卡一份，就可以知道我吃了多少熱量。

先看主食類，除了乾飯是以1/4碗來計算之外，其他我們都以1/2碗算一個單位，所以我們可以知道一碗米粉，它就是兩個80大卡的熱量。我今天吃一碗飯就知道它是320大卡的熱量。饅頭、燒餅是以1/3來計算。一片土司就是一個80大卡，蘿蔔糕，以市面上一片6公分見方的，就是一個單位80大卡。四個水餃皮就是兩個80大卡，芋頭、馬鈴薯、地瓜切塊大概兩碗就是80大卡。

蔬菜的熱量算是很低，除了少數幾種之外，像是絲瓜、蒜苗一碗就是80大卡之外，其餘是綠色蔬菜500~600公克，約一台斤是80大卡。我建議蔬菜量是不必限制，能吃多少就算多少，但是在煮的時候油不要放太多。

水果的話，像楊桃一個大概是半斤、蕃石榴大概1/4個、荔枝大概五粒、橘子兩個、木瓜半個、葡萄柚一個、芒果兩個（約1/3斤）、哈密瓜1/4個（約半斤）、小蘋果一個，就都是80大卡，要特別注意香蕉一般半根就有80大卡熱量，葡萄二十個、枇杷十二個、桃子兩個、梨子一個、鳳梨大概半斤、西瓜大約一斤、蓮霧大概

四個就有80大卡。

　　蛋白質類是一兩肉、二兩魚肉、一個雞蛋、一片豆腐、(130cc.)鮮奶半盒是80大卡，脂肪則爲兩茶匙(9公克)含80大卡。

第三章　飲食最重要

均衡營養

　　食物的種類很多，不過能產生熱量的三大營養素卻只有醣類、蛋白質、脂肪(就是油脂)。自然界的食物沒有100%是醣類、或蛋白質、脂肪的。所有的食物都是混合有不同比例的三大營養素的，例如以全脂牛奶來講，18%是蛋白質、53%是脂肪，其他接近30%是醣類，但大部分的人都以為它是蛋白質食物，事實上它是脂肪性食物。所有的食物都只能提供人一部分的營養，譬如說米飯裡面含有很多的澱粉，能夠提供熱量。澱粉是最好的熱量來源，它不會使動脈硬化且含有很多纖維和鋅，對皮膚、保健、美容都很重要。

　　水果能夠提供維生素、纖維、礦物質。還有一項非常重要，就是醣類。蔬菜也能夠提供維生素、礦物質、纖維，但它所含的醣類比較少一點。肉、蛋類能夠提供蛋白質、脂肪。大豆和豆腐也是提供蛋白質和脂肪，還有一點點碳水化合物。魚大部分都是蛋白質，魚肉的蛋白質是肉的兩倍，而肉又是牛奶的兩倍。沙拉油、核桃也能夠提供脂肪。所以一個人要攝取充足的營養，要吃各種不同的東西。

分散產地品種

　　不同的年齡、不同的性別，所需要的熱量也不同，可見基本的原則都是一樣，也就是說，我們應該吃各種不同的食物，把它組合起來。假設我們只吃很多油炸的食物，熱量太多，這些食物就會造成我們的肥胖。加很多糖的食物也不好，應該要吃自然界的食物。水果也不應該吃很多，有些人有錯誤的觀念，每一天都吃蕃石榴，吃到後來胃潰瘍。事實上水果應該同樣的份量，每天一直在換。有很多人說吃水果、蔬菜會吃到很多農藥，會死掉。這是杞人憂天，我們要防止農藥除了洗乾淨，還有要常換，因為每一個不同的產地所栽種的蔬菜，品質也不同，所以每一天都不要吃同樣的蔬菜。就像不要把所有的雞蛋放在一個籃子，如果籃子翻倒，所有的雞蛋都沒有了。

　　料理食物最好不用油炸，因為油炸會增加熱量。

正確的減肥

　　如何正確的減肥？減肥的花招有很多，最為人知的就是減肥藥、食品，1986年直銷減肥食品風靡全國，曾經有幾個人吃了之後死掉。另外有很多健康食品裡面偷加西藥，所以吃了以後就會心跳加速，如小鹿亂撞。據分析裡面可能有安非他命。還有從報紙上常看到，把中藥拿來檢驗，市面上賣的中藥幾乎一半以上都有摻西藥。大陸來的藥品，品質更是不穩定。因為大陸的藥廠並沒有優良藥廠的標準。從大陸買回來的減肥藥、糖尿病的藥，同胞以為是中藥，居然是西藥，那也是不能吃的。

還有一個花招是用烤箱去烤，烤完之後水分流失了兩公斤，就是水消失了兩公斤，脂肪並沒有改變。

　　另一個是吃肉減肥法。當人只吃肉，不吃碳水化合物、水果、蔬菜、米飯的時候，人會開始消瘦。因為人沒有吃碳水化合物的時候，身體的組織會開始分解，所以會很快地瘦下來。但是會膽固醇過高、尿酸過高、血壓會降低、人會老化得很快，甚至發生休克。

　　食譜減肥法也是不正確的，因為人不可能一生都同樣吃食譜上面的菜，應該是要正確認識食物的營養成分。

　　針灸減肥法。針灸是有一些效果，不過有危險性。最普遍就是會感染肝炎或是AIDS。因為假如針沒有消毒，或是做針灸的人有傳染病，可能就把傳染病給插進去了。除非說針是用完一次就丟掉。針灸是有輔助性質的，通常會合併吃肉減肥。事實上是吃肉使體重下降，可是吃肉減肥還有一個壞處，除了膽固醇過高頭會昏之外，吃肉減肥雖然體重下降得很快，可是要再上升也很快。

　　正確的減肥方法應該是要行為治療。就是把錯誤的習慣，漸漸變成良好的飲食習慣。首先要教育，要教他認識食物。不要為了要迅速達到減肥效果，而產生反彈，或導致副作用的結果。

熱量密度

　　在我們日常生活中，有那些食物熱量是比較高的？高熱量的食物，我們盡量少攝取一點。也就是熱量密度的問題，就像是我們說鐵的密度比水高，因為每一單位的體積裡面，鐵的重量比較重，鉛又比鐵重，塑膠則比水輕，這叫密度。以食物來講，是每

一公克裡面有多少千卡，或說大卡。譬如說，以熱量密度最高的食物來講，油脂9公克就有80大卡，青梗白菜則700公克才有80大卡，超過一台斤；9公克的油脂只有喝咖啡的兩個茶匙而已，比例真的是相當懸殊。現在的飲食大多偏向多油脂，以巧克力來講，15公克就有80大卡。為什麼15公克就有80大卡？因為巧克力大部分是脂肪，它大約有5公克是脂肪，8公克是醣分，其他是水分。大家看鮮奶油蛋糕上面的鮮奶油，那不是鮮奶，那幾乎已經是油了。是因為裡面有一點空氣，有一點水，是油跟水和起來的。說不定15~20公克就已經80大卡了，那是非常油的東西，更不用說塗在上面的奶油了，每9公克就80大卡。

再來說中式的糕點，以中秋月餅來說，油性高的是15公克就80大卡，油性比較低是20公克80大卡。大家把月餅放在紙上，那紙馬上變油，因為裡面大部分是脂肪。所以脂肪含量高的食物，熱量密度就比較高，因為每一公克脂肪能夠產生9個大卡的熱量。

碳水化合物因為含一點水分，所以比較膨鬆。舉例來說55公克的飯才80大卡，是中國碗滿滿的1/4碗，跟油脂的兩個茶匙是不可相提並論的。所以米飯是介於中間的，低熱量密度的就是我們的蔬菜。肉是多少的熱量密度呢？肉類是介於米飯和油脂之間，因為肉裡面有很多脂肪。所以要提高蛋白質的時候，你不可能減少脂肪，在提高蛋白質食物的時候，脂肪一定會增加。以豬里肌肉來講，它的熱量一半是脂肪，一半是蛋白質；牛奶52%是脂肪、大約18%是蛋白質、30%是碳水化合物。所以我們可以了解，除了魚類之外，其他食物所含的脂肪，說不定比蛋白質還高。脂肪的增加除了造成心臟病、高血脂之外，熱量也大增。

另外，食物的烹調方式也會影響熱量密度。就以薯條來講，一個馬鈴薯大概是80大卡，可是當你把一個馬鈴薯切開又去油炸，大概變成160大卡，它吸收了油脂之後，熱量也增加了。

至於油炸的東西，它的熱量密度會比較高嗎？答案是肯定的，假如油炸的東西不吸油的話，會增加50%的熱量，如果吸油的話會增加100%以上，一般在50~100%以上。所以大家可以發現，現代化食物，是不是油脂增加？吃魚的時候，我們是直接烹調鮮魚，可是製成魚罐頭時，它加了很多鹽巴，就變得很鹹。又加上一些奶油、豬油、調味的油，所以整個罐頭都是油油的，已經和天然食物相差很多了。

還有就是纖維素的減少，以前的人吃的是糙米，因為搗一搗之後，就只能吃糙米，而且是整塊芋頭吃下去，都是纖維素很高的食物。我們現在喝的是果汁、汽水，纖維素已經被過濾掉了，所以熱量密度相對的就增加。以前的人只喝白開水而已，水裡面沒有熱量，現在我們喝的一杯啤酒、果汁，都有一百多卡的熱量，這樣一來我們就非常難避免發胖，而不是說我們想變胖。至於有什麼好方法，熱量密度是基本要認識的問題，食物並不是同樣份量，熱量就一樣。

細菌性食物中毒

日前上衛星電視台談外食衛生的問題，有一位消費者基金會的代表提到，他常到外面吃東西之後會拉肚子，是否與細菌污染有關係？我們來看看細菌性食物中毒到底又是什麼。

通常食物中毒發生的時間，世界各國大概都是一樣，以夏季

居多。為什麼會以夏季多呢？這跟夏季氣溫高、溼度高，細菌的繁殖比較快有關係。當細菌增殖到某一個量，就會引起食物中毒。食物中毒當中，以細菌性引起的還是佔大多數。在許多國家中也都在70%以上，在日本的統計中就是85%左右。台灣雖然有食物中毒的報告，不過每一年才幾件而已。這其中有些是沒有去登記，沒有往上報，所以台灣的資料可信度有待商榷。

　　以日本1983年所做的統計，可以看出食物中毒中，沙門氏桿菌佔有大概31%強，接下來是腸炎弧菌，再來就來是葡萄糖球菌。葡萄球菌與前面兩個菌不一樣的地方，就是葡萄球菌的中毒，是屬於毒素所發生的中毒，而不是細菌本身。它的潛伏期是1~6個小時，也就是食物吃進去之後，1~6個小時就發病。

　　耐熱性高是葡萄球菌的特徵。毒素可以分成A、B、C、D、E五型，A型的耐熱性居然高達121℃、36分鐘。通常這種細菌在食品中每一公克，到達10^6以上的菌落時，毒素就會發生。毒素的發生來自於它的發育條件，發育條件一般認為10℃以上就可以發生了，最適合的溫度是37℃以上，大約是40~45℃左右。另外水分的活性也非常重要，就是濃度85%~99%是最適當的。食物中毒的預防就是要防止污染，由於自然界葡萄球菌的分布相當廣，所以要完全防止是不太可能的。不過對於化膿性疾病污染的防止是可以做得到的，譬如說：廚師的手化膿了，或是其他身體部位有膿包的時候，就不能來烹調食物。就是其中一個預防的條件。由於毒素產生之後，要用加熱來殺死病毒是非常困難的。必須於細菌產生之前，加熱到70℃以上來殺菌，或是放在10℃以下來做保存。這樣細菌的增殖就能夠抑制了。沒有細菌當然就沒有細菌內部所

產生的內毒素了。

　　臘腸毒素中毒的死亡率是非常高的，而且此菌在發育條件不良的型態之下，它也能夠形成孢子。而且孢子能夠存活好幾年，等到適當的機會再來萌發。它中毒的原因是由A、B、C、D、E、F、G七種毒素所產生，在這當中A、B、E、F是食物中毒的原因，與葡萄球菌不一樣的是，它在80℃、20分鐘就失去毒性，所以耐熱性非常低，但是不同點又在於細菌本身的芽孢耐熱性非常強，譬如說：A和B型菌的芽孢能夠在100℃、5分鐘加熱，還不會死去。因此預防這個細菌的食物中毒，它的芽孢要來殺菌要120℃、4分鐘。細菌增殖的防止要在3℃以下，而且食物吃的時候要再加熱，一定要在80℃、20分鐘以上。所以我們在一些便利商店所吃的熱包子或是一些熱食，一定要加熱到很高的溫度的原因就是在此，因為有時保溫的溫度剛好也是適合細菌成長的溫度。中毒的症狀除了有腸胃道的症狀之外，還有神經性的症狀，由於它是神經性毒素的關係。所以它會有分泌以及運動傷害，口、咽乾燥、消化不良、大聲咳嗽、瞳孔擴張、眼皮下垂、眼睛麻痹的症狀。

　　臘腸桿菌，它的學名Bacillus cereus，它是可分為兩種致病的形式。一種是嘔吐型，與葡萄球菌中毒非常類似。另外的是下痢型，則與大腸桿菌的下痢非常類似。嘔吐型臨床上的潛伏期平均是中數兩個小時、生病期間中數是九個小時，有非常明顯的嘔吐。它的症狀通常會自我限制就停止了，所以不需要特別的治療。假如懷疑它是食物中毒的話，那麼就要做流行病學上面的鑑定。它的下痢型則與大腸桿菌的內毒素非常接近，不過有一個最重要的不同點就是腹痛更常見，大約有75%。它的潛伏期是6~14小時，以

及生病的時數中數（median）是20個小時，所以比葡萄球菌內毒素及大腸桿菌內毒素長。由於它生長環境是在土壤裡面，一些生的、乾燥的，以及一些製造的食物，所以預防之道是要好好地保存以及製作食物。通常嘔吐型的中毒，與吃了被污染的炒飯有很大的關係，因為它在還沒有煮熟的米粒裡面常常存在，它的孢子也能夠存活在煮熟之後，再來生長。所以當米飯煮熟之後沒有冷藏起來的話，可能受了臘腸桿菌的污染。所以這時候唯一的方法就是加熱，以及煮熟的飯要放在冰箱裡面保存起來。

滅菌與消毒、防腐

　　殺菌就是殺死微生物的總稱。殺菌是經過細菌細胞的機械性破壞、蛋白質的變性、菌體構成成分的非特異生物理變化，以達到消滅細菌的目的。殺菌有各種不同程度的強度，滅菌是把物體所含的微生物完全消除。消毒則是把對象物中的病原微生物殺死，以消除感染的危險。所以消毒並未實際滅菌。防腐則是對食品不影響之下，添加阻止細菌增殖作用且具持續性的物質。

　　物理的殺菌法，以熱式光線來殺菌是古老方法的新應用。比如把紫外線260~280nm波長的殺菌燈，應用在空氣殺菌，近年來的放射線對食品的殺菌，也是一種舊法新用。

　　巴斯德消毒法，一百多年前，由細菌學之父——巴斯德發現。應用在酒類的消毒，且不影響風味。牛奶的殺菌不久也應用，62℃~65℃，30分鐘，而不影響牛奶的營養價值。在這溫度之下，能夠殺死細菌外孢子與細菌。

　　煮沸法，在100℃之下，5分鐘可以殺死一般細菌，10分鐘則

連孢子也可以殺死，十分方便。氣壓蒸氣滅菌，以沸水的蒸氣三次操作以殺死孢子型的細菌。而高壓蒸氣滅菌，在115.5℃之下1.68氣壓需30分鐘；在121.5℃之下，2.021氣壓則需10分鐘，可以用來手術及醫學器具上及罐頭食品。乾熱法，160℃~180℃，加熱操作20~40分鐘。

化學消毒法則用石炭酸法及酚。濃度3%~5%，用於器物消毒。甲酚的消毒性則兩倍於酚，毒性又低，也用於器物及手指的消毒。

界面活性劑，又稱陽性肥皂，殺菌力強，無臭、無味、毒性低，有洗淨作用，又有防臭效果。0.5%~30%的溶液可廣泛應用，手指消毒需1%，器具1%~3%。

醇類，最常用的是酒精，學名乙醇。70%的溶液殺菌力最強，其他醇類亦有30%~70%的使用，手指消毒上使用，對於芽孢及病毒無效。

甲醛，又稱福馬林。37%以上的水溶液，1%~1.5%可用於一般性消毒。

鹵素，常用的是碘，有很強的殺菌力，在短時間能殺死芽孢，碘酒及優碘是大家常用的。氯酸鈣常用於游泳池、排泄物的消毒。

氧化劑，最常用的是雙氧水，有很強的氧化力，3%的溶液，可把無孢子細菌在數分鐘內殺菌；稍具刺激性，可用於洗滌創傷口內洗淨用。近年來豬輸卵管(台灣俗稱粉腸)及雞肉常用雙氧水來漂白，許多消費者已向有關單位反映其濫用。臭氧，由於濃度要求高，使用起來不易。

雖然現代有許多有效的消毒殺菌劑及方法，但是食物的無污染操作，以及衛生觀念，不再污染乾淨的食物，才是最重要的。

比如不以污染的器具及手介入食物，以及適當地保存食物。比如
多天也要避免剩菜放在室溫，要放入冰箱，將有助於維持食品衛
生，有益身體健康。

有機物中毒

　　最有名的有機物中毒，當屬因飲用假酒而致死或失明的事
件。其罪魁爲甲醇，在乙醇有徵稅較高的經濟理由下，不肖商人
製造假酒，以甲醇魚目混珠。在飲酒後數小時之內，頭痛、嘔吐、
腹痛、下痢，數日之後失明，而致死量爲30~100cc.，會呈麻醉狀
態，嘔吐、麻痺、心臟衰弱而死亡。

　　甲醛又俗稱福馬林，是工業上殺菌防腐劑。食品上是不允許
添加的，有人將其稀釋用來作爲防腐劑，中毒症狀爲頭痛、胃痛、
嘔吐、發疹，0.3%的濃度，會引起消化不良。

　　乙烯乙二醇，前者爲航空發動機冷卻用的不凍液。由於其外
表性狀像甘油，又有香甜味。以水稀釋後會有甘味酒樣的外表，
致死量爲100cc.。二次乙基甘醇，在1985年的歐洲酒農曾以其作爲
調味，其毒性與前者類似。所幸在日本及台灣沒有死亡報告。

　　農藥，以DDT最有名，在家庭殺蟲劑及農業廣泛地被應用。
DDT在誤食後15分鐘至1小時，會發生嘔吐、噁心、頭痛、腹痛、
痙攣、胃痛、麻痺等症狀。重症會昏睡後死亡，致死量爲5公克。
在1971年左右，全世界都禁止使用。由於其殘留不易分解，在人
體脂肪中蓄積，造成母乳污染。另一種常見的農人死亡原因爲有
機磷殺蟲劑，它會阻斷人與動物的乙醯膽鹼分解，造成神經節內
的累積，所以會有副交感神經興奮的症候。如食慾不振，多汗、

流口水、縮瞳孔的作用，再來發生全身的痙攣、發紺。世界各地都有中毒的報告，特別是巴拉松最有名。天母士林地區的地價在廿年大漲之後，造成很多過去農民搖身一變爲「田僑仔」。一時有錢了，可是生活失去了重心，常會互相幫助收割、除草等以解生活上的無聊。有一位病人的先生，在六年前就因爲去幫淡水的朋友灑農藥而中毒，當場昏倒，不治死亡。其他的除草、殺蟲劑中毒以巴拉刈最有名。

多氯酸苯在1968年至1970年發生最有名的中毒事件。尤其痤瘡（青春痘）樣皮疹，毛孔形成黑點，造成許多年輕受害者生理與心理的創傷。它是不溶於水，由於其電器絕緣性佳，因此常用來做電氣的絕緣、熱媒、溶劑等用途，而造成食品的污染。

其他如礦物油引起消化道反應，桐油、亞麻仁油等乾性不飽和脂肪酸含量高的油會引起嘔吐、下痢。此外食器調味包中的不飽和脂肪酸，因爲高溫、光線、鐵銅離子而產生過氧化物，造成速食麵中毒事件。後來日本對於調味包都加入了抗氧化劑，防止光線以及阻斷任何金屬離子的混入，就沒有這種中毒事件了。

此外較少見的是著色劑、螢光劑的中毒事件。爲了增白食物，或爲了保有食物鮮艷的顏色而添加的，爲了防腐而添加的，爲了抵抗家禽畜的瘟疫而添加的抗生素、抗菌劑，而造成食物變色、變味的事件也在日本發生過。

當一個有知識的消費者，除了要拒買顏色不對的食品，多選用天然食品之外，應多結合消費者力量，才能形成民意，修法立案、督促行政單位，使人民免於食物中毒的恐懼。

第四章　運動與休閒不可缺

運動好處多

運動是維持身體健康最有效的方法之一。但是以糖尿病來講，1987年我們在陽明醫院組織一團隊，來帶動病人運動，問題是後來漸漸沒有辦法執行。第一個，因為編制有限；第二個，護士帶這麼多的人出去，家屬也不一定會一起來參加。還有是過馬路，或是在芝山公園運動的時候，假如有人昏倒的話，要如何來做這件事情，這裡面牽涉到太多的問題。一個人的熱心，也會被現實的冷酷所撲滅。因為家屬沒有一個人來，每一個人都說他很忙。我做了一年多，帶過很多病人運動。雖然隊中也有督導、護士來帶，可是到後來就不了了之，因為護士的人力也缺乏。

我發現，我們講孝道跟做孝道，其實是有一點距離。老年人住院，大家到醫院去看看，就知道我們說的和做的相差在那裡，這也是我覺得很懊惱的一個地方。我回國11年來從事病人教育沒有辦法達成目標，是因為常常家屬都沒有去。老人家你跟他講完之後，他就忘記了，因為老年癡呆很嚴重或文盲。其實老年人的運動跟年輕人的運動，並沒有什麼差別。我比較喜歡主張等張性的運動。比如跑步、走路、游泳，它的張力是一樣的，至於舉重

則是非等張性的運動，比較不好。

　　許多醫生同道常建議，上了年紀的人以散步、走路來做運動。主要是因為散步最安全。其實我的病人中有90歲的老人家，也去參加馬拉松賽跑。我想並不是那一種運動比較適合的問題，只要他願意做的運動，為什麼要去限制他呢？運動總是會有危險的，世界上沒有一種事物不會危險的，在家裡睡覺也會有危險。基本上只要身體能夠忍受的程度，就是很好的運動。我不會說：這個人一定每天要跑幾公里，只要有規則的運動就好。其實每一個人都有他的特性的，有一些人是比較不喜歡動的。要說服他來運動非常難，不過還是要想辦法來增加運動的機會。因為現代的人，工作中運動的機會已經減少，就只剩下休閒的時候能夠運動。

　　假如老人家退休之後，也應該把他生活的一個部分加入運動。譬如說，去找朋友走路，那就是一種運動。買菜的時候上下樓梯，也是一種運動。我並沒有強調那一種運動特別好。

　　有一種運動是台灣比較不普遍的，就是室內的游泳。因為台北有半年左右，天氣稍微冷一點，不太適合老年人游泳。因為有很多人說晨泳很好，不過對於很多高血壓又怕冷的人而言，可能會因為中風而死掉，室內的游泳池能保持一定的溫度，老年人能加入晨泳俱樂部，會是一個很好的運動。因為在水中四肢並用，甚至肚子的肉都有在運用，如果要我推薦的話，除了散步之外，我覺得游泳是一個很好的運動。而且我對此事特別留心過，我曾去瑞士看過，他們有一種高級的療養中心有水療，穿上救生衣，有點像我們的防彈衣，比較薄、比較輕，可是一跳進水中，頭都在上面，不會淹死。大家都在游泳，旁邊的人可以到水下，看他

們游泳。在台灣很可惜的，就只有高級俱樂部才有，一般平民運動還不夠享受。老年人如果有老本的話，應多往這方面去花，不要亂買成藥補品。能夠提供給他運動的機會，這也是一個非常好的自我照顧。

不管任何的方式，運動是非常的重要。但運動也要和他的疾病相配合，例如有心臟病或糖尿病的話，要和心臟科醫師、糖尿病專科醫師互相配合、溝通，了解自己需要做什麼樣的運動？合適的運動時間及運動強度。

走路

讀者問起我個人是否有獨特的養生之道，我的養生之道不僅與宗教觀頗為接近，也與環保的觀念相結合。我的養生秘訣是，隨時吸收最新的健康資訊，並盡量去實踐它。

一個人的養生態度，吃的部分即佔了50%，生活的態度包括睡眠、運動等約佔了40%。因此，吃得健康與否，幾乎已經與一個人是否可以擁有健康的生活品質劃上等號。所謂吃得健康並不包括維他命藥丸，也沒有健康食品的存在。

我選擇吃的原則其實相當簡單，少放油、少放鹽、提高自然性的吃法。尤其一天吃的油脂最好降到食物總比率的25%以下。此外，了悟反璞歸真的道理，也讓我勇敢地面對食物的原味，順乎自然的本身是一件美妙的事。食物本身都有它甜美的原味，但現在的人偏要將軟的變硬，硬的變軟，我實在不能苟同。而佛教中所倡導禁殺生的觀念，鼓勵一般人多吃素，也與健康的觀念符合。我認為食物是「愈素愈好」，吃素的人如果吃得正確，並不會營

養不良。

　　至於睡眠和運動方面，自然睡醒就好。我個人一天的睡眠時間需要八個半小時，而每個人所需的睡眠時間並不一樣，沒有定論，強求不得。

　　而在德國修完博士回來以後，也影響了我環保的觀念。台北如果每一個人能多走路，少坐車，就能改善交通。空氣品質變好，連帶大環境改變以後，人又多了運動，身體哪有不改善的道理。因此在回國以後，從來沒有動過買車的念頭，每天從家裡徒步到醫院，我甘之如飴。世界的醫藥資訊都鼓勵多走路，散步對忙碌的現代人而言，是最好的養生之道，我哪有不實踐的道理。

環境高溫中暑

　　國人近年到熱帶地區旅遊的機會增加。環境一下子從亞熱帶變成熱帶，身體一時調適不過來，可能會生病。因此我們要事先做好旅遊前的資訊收集，並對這些病有所了解，才能平安地回家。

　　高熱環境會引起四種症候群，雖然臨床症狀有差別，但是仍然有些重疊。大於32℃氣溫，60%濕度，年長，精神病，酗酒，服用精神科藥物、利尿劑、抗乙醯膽鹼，通風不良場所都是危險因子。預防之道在於多喝水，穿通氣的衣服，多用電扇散熱，常浸冷水浴，在陰涼之處多休息，避免體力活動來增加熱量的產生。由於人們需要一週至兩週來適應熱的環境，比如過熱時出汗，經過適應之後，在較低的溫度就能出汗來降低體溫，另外一個降溫的保護機構是周邊血管的擴張。此外人體的抗利尿激素，電解質隨時都會上升，造成細胞外液的增加(10~25%)，這時鉀離子的排

泄會增加，人們在增加水分與鈉鹽的排泄之後，需要補充的不只是水、鈉，還有鉀離子，這時柑橘類、瓜類、梨子、椰子汁就是很好的來源了。

飛機長途旅行與下肢水腫

爲了旅遊或商務，人們就需搭飛機，有時甚至需24小時以上在候機室度過。

常有中年以後婦女抱怨在久坐之後下肢水腫，這大部分出現於生下很多小孩之後，甚至於靜脈曲張，很不好看。通常在家裡有走動的機會，比較不易發生，但是長途搭飛機，問題就出來了。

人體的靜脈並不會自己跳動或收縮，它深埋在肌肉裡及皮下。在人們運動時，血液被擠前去，於是回流於心臟了。當婦女懷孕時，由於腹壓增加，於是靜脈的瓣膜繼續被壓迫，於是靜脈就愈來愈大了。爲了預防這些毛病，人們必須適當的走動，使下肢血液能夠回流，必要時也得把腳抬高。

或許有人會想到，以不喝水或少喝水來對抗下肢水腫。但是在乾燥的機艙裡，太久沒喝水，將造成腎臟血流不足，而影響了腎臟功能。

平常已有靜脈曲張的婦女應找醫師作適當建議。已有心臟病、腎臟病、肝臟病的朋友，就得治療這些疾病。搭飛機當中應作足部及小腿的運動，並常起來走動，上上廁所，這樣才能確保健康。

第五章　藥物有所為有所不為

如何正確吃藥

民風

　　有部分國人喜歡吃藥，尤其吃「補藥」。於是過去台灣的郎中，以及現在大陸的赤腳仙仔，都賺了一筆。

　　我們的「社會教育」失敗的地方，可以從慢性病治療的成果偏低，併發症發生的偏高得到一個佐證。高血壓與糖尿病人在台灣只有一成的人治療得當，而有四成的人常中斷治療，其餘五成是不知道自己得病了。在我的社區研究中，只有2.5%的民眾知道糖尿病的診斷，更令人擔憂。

中斷治療

　　根據流行病學的長期追蹤研究，血壓與血糖升高，是引起許多血管疾病及加速死亡的原因。吃藥之後，這些病人回復正常之後，會與正常人一樣。但是大多數的病人，因為不知道，以及一些道聽塗說的「常識」，常常害怕面對現代醫學。訛傳中的副作用實在有如「毒蛇猛獸」，再加上大部分醫院的「三長兩短」，不親民的作業，更令人怯步，所以病人會中斷治療是意料中事。其實國家要增長平均壽命，在慢性病上下手，是最快的方法。台

灣電視的普及率在世界上數一數二，電視只要在重視時效，找衛教專家製作，不出數年，效果可彰。

不當減藥

除了中斷治療外，病人還會「偷工減料」。也就是每天吃三次，自動改為兩次，甚至一次。認為這樣可以減少支出或減少「副作用」。另外還有「智囊型」的減藥或加藥。他們自己測血糖，然後決定要加減藥。雖然我鼓勵病人自己照顧自己，但是口服藥的作用無法在你吃兩倍藥來壓制大餐時，發揮兩倍的作用，然後馬上回復正常。而是這時多吃的藥物累積到明天，造成許多病友隔天低血糖，以及數日之間，起伏的血糖而已。

醫食同源另一章

中國人愛吃藥從許多例中可見一斑。以勞保與公保的虧損而言，用掉的藥數，實在驚人。其實有太多情況是國人「吃藥補身體顧內臟」的觀念在作祟，即使在腎臟已經衰竭的情況下，仍然要吃一堆藥來「顧腰骨」。一般在德國看糖尿病常只有一顆藥，而在我們台灣總要再加胃藥、通血管等的藥，真是琳瑯滿目，多不勝數。最近又有另一種「矯枉過正」的趨勢，那就是早已需要用藥治療了，可是看過無數的醫師，到後來還是要求不用藥，於是身體就這樣一天天受到病魔的摧殘。隨著全民健康保險的實施，看看是否能在公共衛生的製訂上，達到正常化的目的。

民眾應有正確的認知，有病應找醫師，而且要找對醫師。在今天醫師分工很細，各有各的專長，家庭醫師應有肚量與資訊，轉診給專門的醫師。就以糖尿病而言，我國的「老師傅們」也各

有所專，這就是今天學術浩翰的另一個例子。遇到重大案例，應多徵詢幾個醫師的意見，但孔子說「再思可矣！」找了三個以上那就未免太過了。可以跟醫師討論病情，詢問他的想法。醫師有點像你的參謀，你沒有去做，再好的參謀都沒用。假如有任何人強調他有祖傳秘方，他的藥跟別人不一樣，那真是奇怪！現代的藥都來自世界各大藥廠，難道只有自己的秘方才有效嗎？假如只是秘密地試了幾個病人，也不能表示有效或安全，吃藥也應按醫師處方進行。

本來一天兩次能降血壓，病人自己在沒有量血壓下，就自作聰明減藥。可能引起中風而無法挽救健康，這是台灣老一輩病人常有的例子。在過去，醫師非常少，風氣非常閉塞。人們去看病，醫師從來不說明病情，也沒有任何資訊可供學習。這也是造成秘醫風行，不良的治療方式、不正確的用藥習慣泛濫最重要的原因。

我從八年前開始提倡病人教育，就是要建立一個良性的循環。當時榮總有許多同事笑我「愚公移山」，但是愚公代表是一種精神。以糖尿病人教育來說，現在衛生署也已重視了，其他科也漸漸重視，這也是當時笑我的人始料未及吧！

食物與藥物的相互作用

食物經口進入腸胃道中，在小腸粘膜被吸收，然後隨著血液在腸間膜經門脈進入全身的循環當中。肝臟每分鐘有1500cc.的血流經過，因此當藥物進入體內時，肝臟在代謝上就扮演很重要的角色。

肝臟的藥物處理能力有兩個因素支配，一個是內因性的、一

個是外因性的。內因性的為肝細胞對每個藥物都有它固有藥物代謝酵素活性，外因性的為代謝部位的藥物供給量，這與血流經過該部位有關，會受生理及疾病的影響，這也是為何在肝硬化時，會有許多藥物容易中毒的原因。

每種藥物的代謝速率不同，可相差1000倍，主要是因為肝內酵素活性差異。藥物經過肝臟時，藥物被代謝的百分比，稱為「初次通過效果」。有些藥物一經過肝臟，只剩10%，這樣能夠到達大循環的效果就有限了。為了要達到某些效果，這時就需靜脈注射了。這也就是為什麼有些乙型抗血壓藥在口服時需160毫克，而注射時只要1毫克的原因。還有許多藥物會有類似情形，如阿斯匹靈、一些精神科用藥物、局部麻醉劑、嗎啡、硝酸甘油、普拿疼、心律不整治療的鈣離子阻斷劑。

吃藥時是空腹或是胃中有食物，也會有影響，有些會達兩倍以上的效果，並且因為食物會延緩胃腸的排空時間，當然藥物在胃中時間一拉長，血中濃度就不會上升那麼高了。

肝細胞代謝藥物有氧化、還原、結合反應，而且還會受食物、營養素、抽菸等環境而有活性的變化。長時間藥物投與之後，個人的反應、效果、副作用也會有不同就是這個緣故。至於過敏，那就可能是特異體質了，如果要發生通常也多在第一次或第二次接觸該藥物時就發生了。

食物中的高蛋白質也會影響，與對照的高醣飲食相比，有些藥物的肝氧化酵素活性增加，其原因可能是肝臟的酵素被引發，但臨床上影響的因素太複雜，不易發現。食物多了蛋白質含量(如多吃魚、肉、蛋)，病人的藥劑量需增加，莒蓿科植物及白菜，也

有代謝某些藥物亢進的現象。而葡萄柚果汁與鈣阻斷劑一起服用時，會使得血中濃度上升，張度時間下面積（area under curve）也增加，這是因為鈣阻斷劑的初次肝通過被妨害了，所以作用增強了，但副作用也增強。

炭烤肉吃個五、六天之後，一些退燒藥、支氣管擴張劑的代謝能力就亢進了。除了高蛋白質的原因之外，肉汁掉入爐火之中，不完全燃燒產生多環芳香碳水化合物的煙，這些煙附著在烤肉上，更增加了酵素活性。目前有一部分的資料顯示，這些物質可能是致癌的。與上述烤肉一樣機轉的是抽菸，其煙中的物質誘發了細胞內的呼吸色素p450中CYPIA群的活性，因此抽菸者的抗精神病藥、局部麻藥、乙型抗血壓藥、支氣管擴張藥，也都比同年齡不抽菸的人代謝的快。這也說明為何麻醉醫師在開刀前會問病人是否抽菸的原因。

500cc.的斷魂者

今天中午，忽然有一通電話，打斷了我的思路，原來以前老長官的朋友帶著一張便條，要求「高診」。這是一位遠從苗栗山區，到台北討生活的客家少女。有了「乾癬」這個毛病之後，令注重形象的她困擾不已，在別人介紹之下，找了一位婦產科醫師。醫師每天都給予500cc.的大瓶點滴，過了一段時日，的確身上的「乾癬」是漸漸消失了，但是臉龐愈來愈大，簡直像月亮，身體近端的大肌力消瘦了下去，變得無法站立，可是肚子愈來愈大，整個少女變形了，直像個80歲的胖阿婆。她才知道嚴重性，經輾轉介紹，來到陽明醫院求醫。有經驗的醫師，從外表及病歷，再加上

症狀、症候的判斷，就知道是類固醇濫用的受害者。這時應考慮的是要命的急性副腎皮質衰竭，因為長期大量的外來類固醇，使得身體內下視丘、腦下垂體到副腎這條製造類固醇的生產線停擺了。當外來類固醇消失時，身體會忽然間虛弱起來，精神頓時委靡，情緒低落。醫師沒有及時發現，對症下藥會造成昏迷，進而死亡。

面對這樣一位不幸少女，精神上的鼓勵比藥物治療更顯重要。問題是當醫師的，也有責任把正確的診斷及這個病的將來發展告訴病人，而鼓勵與病情的告知常常是相違背的。當她知道兩年內都要繼續服用類固醇來持續生命，當她聽到同時月亮臉會很緩慢地消失時，我知道她內心是非常難過的，可是當醫師的是不能騙她的。

類固醇的受害事件，在大陸未開放前，台灣是國際雜誌上常被作為笑柄的對象。有一次在國際性會議的飯桌上，外國人都提起台灣類固醇濫用文化。

全民的保健自覺及衛生知識尚未達理想，在懵懂未知的老百姓面前，類固醇給予西醫、中醫、郎中、密醫、藥房老板、藥師一個濫用的空間。尤其一般民眾在工商社會中求快的心理，「老板（醫師），給我一支快點好的」、「給我一支好一點的」、「給我快點退燒的」、「給我氣喘的特效藥」、「給我全身痠痛快點好的」。於是本來都不能用類固醇的病，全都用上了類固醇。這個現代醫學只用於免疫治療、休克治療的藥，被許多求快的人濫用。因而骨質疏鬆的骨折了，本來不易糖尿病的得了糖尿病性昏迷，本來不會細菌感染的，得了細菌性全身敗血症，本來不會腎

衰竭的，得了尿毒，本來健康的人，現在臥床。

　　我回國十餘年，每天除了繁忙的醫務之外，唯一感欣慰的就是，每天我能教導我的病人。雖然不是愚公，但是每天耕耘，希望哪天能夠綠草成蔭，讓更多的朋友受益。

關節炎與類固醇

　　關節炎分很多種類，我自己本身是內科的專科醫師，不是風濕科的專科醫師。整體來講的話，台灣關節炎最需重視的問題，可分幾個方面來講：第一個是我們愈年輕的一代，體重愈來愈增加。三十幾歲這一代，比五十幾歲那一代，更肥胖。我又發現我們的高中生，比我們又嚴重些，小學生又比我們高中生更嚴重。我覺得這是一個非常非常可怕、不可忽視的問題，一個人身體的構造，從演化來看，承受重量是有一定的。假如看洋人的教科書，它會告訴你身體質量指數（BMI），就是身高用公尺來算的平方當分母，體重的公斤數當分子，例如身高150公分，體重60公斤，那麼就是60除以(1.5)的平方，假如超過30的話，是肥胖。其實這句話是錯的，因為事實上我常到國外開會，像澳洲、非洲很多土著，他們原來的身體質量指數的數據是20以下，也就是他們想像的體重的50%以下而已。也就是說現代人比以前的人，要增加一倍以上的重量，這些重量是不必要的。古時候的人是很瘦的，你看非洲的原始民族、澳洲的土著，他們都很瘦，瘦到比現在的中國人還要瘦，不是像洋人那樣。一般洋人，不是電影中的洋人，而是一般在路上看到的，大都是胖子。其實那都是超過古時候人一倍以上的體重，古時候的人都很瘦的。不要忘記，這些關節都是為了

這些這麼瘦的人而設計的。

　　引起關節炎最重要的原因，就是體重過重。我的減肥門診，大概有10%是從骨科以及其他風濕關節科轉過來的。他們說這個病人已經痛得沒有辦法走路了，他有120公斤，怎麼辦？怎麼減肥？我現在還有一個病人住院，他就沒有辦法走路，沒辦法走路就惡性循環，因為沒有辦法運動、減少他的熱量，就更胖、更重，心情也會更不好。心情不好，當然就吃，因為他什麼也不能做。這是一個惡性循環，身體變成一團肉在那裡，然後受盡煎熬。他的人性尊嚴跟生活品質極端地下降。這就是為什麼我憂心忡忡，而我也不是小兒科醫師，但我為什麼要做兒童肥胖的調查、社區營養調查的原因。因為有很多人沒有預防醫學的觀念，應該在這個位置上有觀念的人，他沒有這樣觀念。我們就去做這樣子的研究，讓更多人認知這個事實的存在。就是這些十幾歲的小朋友已經這麼重了，他們在二十幾歲就開始住院看病，這是一個很嚴重的問題。

　　前面提過，關節炎中最常見的退行性關節炎，其實和體重有很大的關係。所以最重要的是維持正常的體重。退行性關節炎就比較不容易發生。一個關節所能夠承受的重量本來是上半身，只能承受35公斤而已，你給他承受78公斤、80公斤，他當然沒有辦法，關節磨壞掉了。關節和關節中間本來有一種滑潤油那種東西，潤滑油下一層是一個軟骨，他們這些人的軟骨都磨破了，太重了、磨破了，根本就沒辦法走路了。

　　除了體重之外，痛風則是另一個禍首。痛風也是跟肥胖、飲食有關係，這也是可以透過營養教育解決的。現在有太多的醫生

和營養專家，提倡多吃一點肉，少吃一點飯，其實這都是古時候的陰影。不是說錯或對，因為古時候整個世界，還沒有工業革命之前，都是蛋白質缺乏的時代，他們一直停留在蛋白質缺乏時代的營養觀念，大家要多吃肉。其實有很多人已經吃肉吃超過了，這時候他再多吃的話，尿酸上升。我們在社區調查，有46%的人尿酸過高，尿酸過高也會引起關節炎，就是痛風性關節炎。它會在半夜，腳拇趾突然間痛得很厲害，很痛、很紅、很腫。因為這些血中高尿酸的人，尿酸結晶凝固在關節上面，引起痛風。痛風和食物有很大的關係，這就是痛風性的關節炎。

第三種是風濕性關節炎，這些和現代化的飲食習慣比較沒有關係，這跟自體免疫有關係。可是風濕性關節炎在古今中外都一樣，是最容易被誤解的一個病。其實它是一個自體免疫的病，可是有許多密醫，把許多關節痛都當作是風濕，而且古代醫學對風濕的定義本來就很模糊。其實風濕是一個非常少的病，而且是非常特殊定義的病。

關於治療，我們不太願意談的問題，就是現在衛生署常在談的類固醇的濫用。其實我們當內科醫生的，發現在台灣類固醇的濫用，已經到非常嚴重的地步了。類固醇就是美國仙丹，這是一個西藥。在三、四十年前發明，由於它能防止發炎的現象，所以被廣泛地應用在各種醫療上，譬如說：氣喘、皮膚癢、各種關節炎。用了以後病人會覺得這個醫師真棒，什麼東西都好了。可是沒有一個禮拜，他會發現他的臉圓起來了。年輕人開始長青春痘，老年人臉圓起來了、臃腫起來了，腳會腫，肚子也可能會大。當他爬樓梯的時候，也已經沒有力氣了。這時候腎臟漸漸壞掉、肝

臟藏滿脂肪、血壓漸漸上升、血糖漸漸上升，然後這個病人就中風或者倒斃了。台灣目前是世界上濫用類固醇最高的一個地方。

濫用類固醇也會使骨質疏鬆症更惡化。所以骨質疏鬆症患者常常這邊痛、那邊痛，通常密醫或者有一些醫師會給他類固醇，這是造成他關節炎或骨質疏鬆症愈來愈嚴重的原因。

如果不使用類固醇，醫師通常都是用止痛藥來治療。止痛藥唯一的缺點是很傷胃。有很多密醫會跟人家講，他有什麼脫胎換骨、改變骨質的方法等等，其實到後來就留下一個爛攤子。這個病人通常會被送到西醫的急診室去。急診室的醫師假如對於類固醇的了解不夠的話，沒有把類固醇濫用引起副腎皮脂衰竭的這個道理，放在腦子裡面，就可能會誤了這個病人。他沒有發現這一點，從病例上面沒有即時再用類固醇來補充治療，病人會因為副腎皮脂沒有分泌足夠的類固醇而死掉。所以台灣有些人猝死，其中一個原因就是類固醇引起的問題。

用類固醇的病人假如沒有死掉的話，通常會在加護病房待一段很長的時間。因為類固醇用久之後，可能有時候會引起身體其他地方的感染。這些感染可能會引起敗血症，也是非常危險的。所以類固醇應該是在非常急需的時候，在非常專門的醫師指示下使用才安全。而不是摻在一些秘方中使用的，這樣的話非常危險。有一個非常有名的歌星，他的父親就是有人告訴他這個秘方，去吃那黑藥丸，之後血糖上升、全身發炎，最後敗血症倒了下去，在我們醫院住了兩個多月才出院，後來眼裡也出血。

關於這種教訓，我覺得我們的病人應該組織起來，互相之間要有一種共同的資訊。知道哪一些秘方、哪一些秘醫，他是有這

些問題的。而且衛生機關也應該負起負任。我們當醫生的，只能教育年輕的醫生，台灣是類固醇濫用最高的地方之一。你要知道類固醇濫用之後，副腎皮脂衰竭，病人會很衰弱，肚子會大起來。這時候要有這個病的形象在腦子裡面，而不要誤診了這個病。至於我本身對於類固醇引起的病，只有盡量治療。

　　有時類固醇後遺症要治療，實在很不容易。像三年前有一個人是整個骨椎發炎，通常正常人要治療一年，何況類固醇濫用的人，這時候骨椎發炎幾乎已經沒有機會可以救了。所以類固醇濫用的問題，是值得我們來關心的，而不只是醫生關心的問題。因為我們醫生關心來不及，病人要自己有危機意識，需要有一些團體來監測這樣的問題，醫師的關心只能治療這些病人而已。此外人民自助團體非常重要，像這樣因濫用類固醇而受傷害的病友團體，他們應該要組織起來。這些人都有同樣的問題存在，他們有更多的經驗來幫助以後的人。

生命週期的規劃

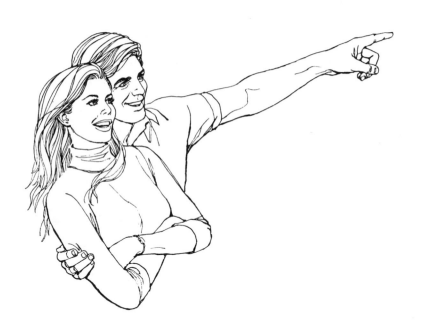

第一章　生育前的規劃

新生兒體重，母親體重的兩難

　　嬰兒的出生體重，是導致眾多的新生兒死亡最重要的因素。在美國新生兒死亡率降低的原因，在於如何減少初生兒體重過低的比例（尤其小於2500公克的個案），增加體重較重的初生兒比例。綜觀全面性，可以發現最低胎兒及新生兒週產死亡率在體重3500至3999公克的族群裡。而新生兒死亡率最低的族群是4000至4499公克的，而超過4500公克的族群也比小於2500公克族群的死亡率低。

　　以標準美國的小兒科健康量表來評估結果，Burke 等人發現在3640公克時最健康。如體重偏低，則健康較差。體重在平均之上的嬰兒在健康及表現上都會比較好，一直到兒童期。尚有更多的研究報告顯示，神經學上的發育及成長在體重較大的兒童較好。美國新生兒的出生體重中數是3370公克，比平均數稍高。由於中數及平均數都不在最健康的體重範圍內，所以許多人認為美國的新生兒過小。

　　自從1950年以後，美國新生兒體重分布只有些微改變，到現在仍然有7%的嬰兒是體重不足的。因此我們相信對於這個問題，

應該尋求方法減少體重過低的初生兒。許多人更相信，在減少體重過低初生兒的同時，對於早產及子宮內胎兒生長遲鈍的問題都會同時解決。

決定初生兒體重40%的因素在於懷孕的週數、母親產前增加的體重、母親原來的體位以及孕婦抽菸的情況。第一要因可說是母親產前增加的體重了。Mitdem等人在研究中指出，母親產前體重的增加與新生兒的體重有直接相關。第二個因素則是母親懷孕前體位（身高與體重的關係），這兩個因素有相加的效果。第三個重要因素就是抽菸了，當我們不考慮前胎體重過輕新生兒病史的話，抽菸與第一及第二因素有相減作用。也就是說母親產前體重增加足夠及母親懷孕前體位很好，具有保護作用。反之，抽菸爲害加深。抽菸的女子比不抽菸女子在懷孕前較瘦，而抽菸女子懷孕所增加的體重也比不抽菸的少。相反的，懷孕前有肥胖及體重過重的抽菸婦女，所生的新生兒與不抽菸的母親所生的新生兒較接近。所以有人認爲要修改產前體重增加的推薦，以達到新生兒體重普遍升高的期望。

母體耐糖性對胎兒的影響，我們曾在十所醫療院所做24週到28週50公克的葡萄糖耐量篩檢。然後再做葡萄糖耐量試驗，兩年後也就是第三年，我們再追蹤一次，然後我們再來探討，看結果有什麼樣的發現？我們發現身體質量指數愈大，她50公克篩檢的血糖會愈高，妊娠性糖尿病的機會愈大。也就是身體質量指數在22~24之間就可能往上升了，上升到130mg/dl以上的孕婦，再讓她做75公克的葡萄糖耐量試驗的時候，我們可以發現體重愈重、身體質量指數愈大的人，她得到不正常的機會愈大。正常的機會相

對地就愈小，尤其是身體質量指數大於26以上。

　　產後兩年以後的追蹤，懷孕時有得糖尿病可能性的3人有2人已經得到糖尿病。有一個人回復正常，也就是說假如懷孕時候有糖尿病的人，他們將來得到糖尿病的機會也會增加。葡萄糖不耐症的病人有37位，我們追蹤到28位，結果有13位(46%)的人有葡萄糖失耐。也就是說懷孕時候有不正常，將來不正常的機會就很大。這是我們得到的一個重點——懷孕的時候有不正常將來不正常的機會會繼續。兩年以後還是會持續。假如反過來看，看看懷孕前的體位，懷孕時血糖正常的人，跟懷孕時血糖不正常的人，她們的體位之間是有差異的。血糖正常的人，通常是比較瘦。家族史也是有相關，家族上有糖尿病的，他們得到妊娠性糖尿病的機會也會增加。我們剛才說危險因子，新生兒的體重過重，大於4000公克。或體重過輕小於2500公克。或分娩方式是剖腹產的。第三是apgar score初生兒生命指數，生下來小孩子的活動跟膚色假如大於7就比較好，小於7就比較不好。五分鐘的時候小於8也比較不好，這些因素拿來看也可以發現有明顯的差別。也就是把體重依肥胖排序，等分為5等份(quintile)，最胖的一組和正常組之間還是有差別。也就是說小孩子和母體會因母親過重而產生，小孩子和母體在懷孕週期，生產前後的罹病率會增加。所以我們建議，做妊娠糖尿病的篩檢，不僅可預防妊娠性糖尿病，也可以預防高危險群的糖尿病。

第二章　兒童肥胖

兒童發福不是福

　　我記得小時候，外婆看電視時常說這個女明星太瘦了沒有福氣。她就是喜歡比較福氣一點的人，包括她自己的後代。這種老人家的觀念，一直流傳下來，至少現在四、五十歲的人，還有這種想法。我的減肥門診裡面有10%是青少年和兒童，根據他們自己回答的問卷，或學齡前幼童，他們父母親代為作答的問卷結果，居然有百分之十幾到二十的父母親或小孩本身，認為胖一點是福氣是對的，不認為這句話是錯的。至於來減肥的年輕婦女，大概都是三十幾歲的媽媽們，她們對自己體重的看法，通常會比衛生署的推薦少5%~10%。我做一個田野調查，發現大台北區的年輕女生喜歡更瘦一點，大概比衛生署少11%的標準體重推薦量。可見有太多的女生希望自己消瘦，出乎意料之外的卻有個胖小孩還不自知。

　　中國人總希望自己的小孩能夠養得白白胖胖的，但其實小孩太肥胖並不是一種福氣。而且這些來看減肥門診的小朋友從肉眼看已經胖得太厲害，不是小胖子，而是大胖子了。肥胖也使身體產生一些症狀，譬如說運動起來，「發現喘氣已經非常嚴重」，

所以父母親才把他們帶過來。我發現目前有一些三、四十歲的母親，心態上要求自己瘦，可是卻不知道小孩子也是不能胖的。

說到肥胖，我想造成兒童肥胖的元凶首推垃圾食物，或說是食物上面的改變。有時候三代同堂，公婆為了要表示他們比父母還要疼小孩，就買很多垃圾食物給小孩吃，這是非常不好的。當公公婆婆的人，上一代和這一代所受的教育程度，至少差了4年以上，說不定10年，他們對於食物健康的評價，常常是不正確的，結果「愛之，適足以害之」。

我們的上一代大多在戰爭中長大，這期間食物非常少，物質享受也很難。所以他們通常希望他們的後代，不要再像他們一樣，可是方法卻不一定正確。我們自己的學者專家，也有這個傾向。我這次在日本開會的時候，不論是日本或台灣的老一輩的專家，通常都會比較注重蛋白質。即使蛋白質在大部分的兒童、青少年或成人身上，都已經超過了。在保健上面，他們還是推薦要多吃蛋白質食物。這是一個非常不理性的做法，他可能還活在年輕時吃不飽的時代。

美國在1940、50年代讓小孩子熱量吃得多、蛋白質吃得也多。這種錯誤飲食，造成1960、70年代美國大兵20歲死掉，送回美國解剖時，發現非常嚴重的血管硬化現象。所以他們反對垃圾食物，也比其他國家多而熱烈。

胖小孩有多少

我做過調查，結果發現男生在五年級和六年級肥胖的比例最嚴重，有25%，高中生最好才5%，國中生15%；女生則在這半數

以下，這和他們自己的審美觀念慢慢形成有關。另一方面，我們愈年輕的人愈胖，因爲垃圾食物是在最近這幾年引進來的。從年輕人對這些垃圾食物的態度來分析，高中生對於食物的判斷，通常比較客觀。他們知道分辨哪些食物是本國的，還是外國的，是營養的或口味的。可是小學生比較不清楚，小學生非常容易受到電視的影響。

　　小學生肥胖的程度，以去年和九年前相比的話，以一萬人爲例，中間點的人，現在比九年前多胖三、四公斤以上。至於那些胖的人，比以前多胖了十幾公斤。假如我們以超過中位數20%的程度，當做肥胖的話，台北市五、六年級的學童，有25%是肥胖的。這是一個非常高的數字，再不防治，將來會亡國滅種的。因爲這麼小就肥胖，可能到20歲，他們正可以發揮的時候，就剛好罹患了肥胖的相關疾病。而從社會、經濟發展的角度來看，他們大學一畢業，就開始看病，會造成國家很大的經濟負擔。

發胖的原因

　　由於在我的兒童減肥門診裡面半數是大胖子，不是小胖子。而且我走路經過小學校區的時候，發現小朋友都變好胖。所以我就自己做了一個流行病學研究，將目前小學五、六年級，以及國中、高中生(因爲五、六年級才有辦法合作)，與十年前的同齡學生相比。結果發現他們的身高沒有很大的差別，在五、六年級的時候，和以前幾乎是一樣，可是體重方面尤其是男生，從5%~90%，幾乎整個人群都往上提。也就是說現在瘦的人比以前瘦的人胖，現在胖的人也比以前胖的人更胖。當然瘦的人往上升，只上升了

一點點，在五、六年級沒有很大的差別。可是胖的人呢？增加很大，尤其是95百分位的人（就是他的體重排名在一百個人裡面，排在第五的人），他們提高了十幾公斤以上。以前沒有什麼胖子，現在則很多大胖子。

我們可以做什麼呢？以日本來講，他們的國民營養從明治維新時代就有資料一直留下來。他們在幾十年前發現，日本人吃的食物最重要的問題是鹽巴過多。所以他們有許多方法已經實際下去執行；他們食鹽的攝取量，從1975年至1987年每一年都下降0.1~0.2公克，這是蠻成功的。當然有另一股抗衡力量，就是大家都吃很多西方的現代食物，這些食物的熱量都很高。去過日本人常說他們的料理沒有什麼油，很難吃、很乾，他們吃的湯麵，就等於我們的陽春麵沒有加油的時候一樣，可是這飲食是很健康的。就是沒有加動物性食物，沒有什麼肉、油脂的，連甜不辣也是四百多年前葡萄牙人傳進來的。以前他們幾乎是沒有油脂的飲食，這是在現代化的國家裡面，唯一健康的飲食。他們自己也希望保存，然而在現代化的過程當中，一些很油的東西也一直進來，這兩個抵消的話，他們油的攝取其實並沒有台灣那麼多。也就是說，雖然他們經濟發展是其他國家的好幾倍，可是他們所帶來的文明病的範圍並沒有那麼大。

我在第六屆國際肥胖醫學會就曾指出，其實日本的蛋白質推薦量和台灣是一樣的，這也是為什麼那麼多人肥胖的原因。因為在第二次世界大戰之後，我們東亞地區仍生活在農業的時代，老百姓要吃肉的機會是很少的，可是經濟起飛之後，這情形已經好轉，這時營養學家仍然建議大家多吃一點肉，其實台灣也好，日

本也好，大部分的人吃肉都已經超過他們衛生當局的推薦量了。可是專家常常沒有注意到這一點，還是盲目要求大家多吃肉。我們發現小學的健康教育教科書中，要大家「多吃蛋白質食物」。其實在現代化的社會，應該是要注重均衡的飲食，而不是多吃什麼。沒有一種食物是包含一切營養的，每一種食物都在搭配其他的食物之下，才能使這個人的營養改善。對少吃肉者，蛋白質不足時，要鼓勵吃肉、魚、蛋等含蛋白質的食物。可是對於吃了超過推薦量180%以上的小孩，則要嚴格地切實改善太多肉食的習慣。

兒童肥胖與營養

我們如果說這一班小學五年級的學生平均身高是150公分，事實上是不是這50個人就是全部人數？是不是全部的人都是150公分？不是，統計上的魔術常常都會騙人，譬如說：政府常常會畫一條線，說最近經濟成長是這樣，但不要看數字、看圖表，要看裡面的東西。常常民意測驗都是在引導大家的想法，圖表也是，要看看裡面的意義在哪裡。如果說現在的平均身高是150公分，你來看看他現在是多少人？是不是這50個人都是150公分？他如果規範少沒有寫，在統計上我們可以把這裡的人數用很多圖表來表示。就是說我們可以從圖表看出這些人的身高是怎樣，而不是只看平均數，還要看標準差。標準差所代表的是，假如是正常分布的時候，2/3的人會落在一個標準偏差裡面。假如標準偏差是20公分，那表示2/3的人是在130~170公分之間。你可以想大約95%~97%裡面的人是在兩個標準偏差裡面，假若標準偏差只有10公分，代

表這個分布曲線比較窄一點，個體間互相差異不大。

所以我們這裡要看到的2170大卡±758.9大卡，這個標準偏差很大，表示有1/6的小朋友多吃很多（超過了3000大卡/天），有另外的小朋友根本就吃很少（小於1350大卡/天）。平均數101%看起來好像接近衛生署所推薦的量，但是有一部分的人超過很多，一部分的人很少。超過很多的人就是胖的原因。蛋白質75±33，33加上去是108，建議量是55公克，已經兩倍了。也就是有1/3極端的人，他吃蛋白質已經超過衛生署的推薦量一倍以上。我們的小學教科書還說多吃蛋白質食物，假如這句話在五十年前的整個大東亞地區說起來大概都對，因為5%的人蛋白質夠，95%都不夠。可是你現在在台灣講這句話，大概70%是錯的，可是那是我們的專家所編的教科書。

我們再看看鈣，67.9%鈣質不夠，在小學生五、六年級不夠，雖然我們已經有鼓勵小學生喝牛奶，可是我們是用牛奶算，事實上可能會比這個更少。因為我們的小學生常常訂的不是牛奶，而是調味奶。還有鈣的推薦量光靠喝全脂牛奶是非常不容易達到，達到鈣的推薦量的話脂肪一定會超過的，所以不應盲目地推薦牛奶，而是在均衡營養的原則下，平均攝食牛奶、豆類、十字花科、莧科、海苔、海產、小魚、貝類、蝦子等。

再看看磷，磷需要量不需要那麼多。磷的量非常容易超過，飯、穀類、菜、海產裡面有磷，肉裡面的磷更多。磷怎麼吃都夠，不必擔心。

第三章　青少年飲食問題

給孩子錢製造問題

我們一直提到兒童肥胖的問題，但是我想有些事情，恐怕是兒童自己也無法控制的。譬如說今天可能父母親或家長沒有空，他說：「給你一百元，自己去外面吃飯。」小孩子畢竟不懂得要怎樣選擇，而且現在外面很多速食店，自然而然地，他會去這種場所，解決吃的問題。這種現象已經變成一個社會的隱憂。

我常說：我醫病，或替人家減肥，我只醫治這個病人1/3的病，因為一個人生病，醫生只能醫治他大部分生理的因素而已。心理和社會的因素，是沒有辦法完全醫治的。因為社會已經就是這樣。

譬如說，很多的學生中餐都是吃速食，在這種情形下不可能使膽固醇降低。因為大家都一起在吃，除非他是一個叛逆的人，不合群。他如果合群的話，一定要跟大家吃一樣的東西，這也是一種悲哀，也是沒有辦法的事情。這是目前青少年、兒童飲食的問題。這個問題的關鍵在於，大家都一起喝醉酒的時候，我沒辦法叫一個人說清醒一下，可是政府方面需要有人有道德勇氣出來做這件事情。我只是把這些令人憂心的事提出來，希望有很多人重視這個問題。有很多學校，真的是大部分同學午餐都吃同樣的

東西，它已經變成一個風氣。

如何改善這種狀況？我想一個方式是，假如將來學校家長會的功能，能夠漸漸建立。家長會能夠請營養師、請好的廚師，來調理兒童的膳食。我認為營養午餐是非常重要的，在小學生生活教育，這是非常重要的一個環節。也是保留本土文化、保留我們自己生活習慣。最重要的是維護健康，減少將來醫療支出，非常重要的一個行動。

我想國人通常都比較沒有遠慮，所以常有近憂。假如我們現在不做，二十年之後會後悔的。1985年時只有我在提倡這些觀念，當時有很多人都沒有跟著去做。握有這個權利的人，就應該要去做這件事情，應該要讓每一個學校，都來做營養午餐。因為我們發現一個事實，以華興中學來講，學生當然會抱怨菜好普通，可是這普通的菜就是健康的飲食。華興中學的學生，根據我們的調查結果，發現他們膽固醇最接近正常，因為他們都是吃學校供應的營養午餐、營養晚餐，沒有到外面隨便亂吃的緣故。

另外一點，我們再來談父母親和兒童進餐的問題。父母親和兒童沒有一起吃飯的話，孩子常會拿了錢去玩電動玩具，沒有去吃飯，或是去買一些熱量很高的垃圾食物來吃。這也是非常嚴重的問題。我們發現國中和高中的同學，尤其是國中生，特別需要照顧，因為他們拿了錢不吃飯，他們拿去玩掉了。所以若是孩子同時有肥胖及營養不良，原因可能是，他偶爾會吃很多很多的垃圾食物，偶爾又不吃。結果，可能他的體重是正常的，可是他營養非常的缺乏。不但會影響到學習，也可能會影響到他整個人的體力與發育，這是我非常擔心的問題。我們的社會有太多太多的

誘惑，每一個人大部分都很忙，在台灣，大家工作的時數都很長，部分的人有個副業，所以常沒有時間在家裡照顧小孩。結果，表面上看來台灣有富裕的經濟、充裕的儲蓄，可是在另一方面也造成很多社會上的問題。這個社會的問題，也會影響到我們的健康，這是我非常關心的社會福利和健康的問題。

與孩子一起吃飯

父母沒有辦法和小孩子一起進餐，有各種可能的原因。有些父母可能會說：「我工作真的很忙，不是我不要和他進餐，是我根本沒有時間和他進餐。」就像我現在很忙，和自己家小孩進餐的時間還是不夠。我發現雖然我家裡有請佣人，我老大比較好一點，不過偶爾會吃太多，偶爾會比較胖一點。據我看是比較胖，但很多人會認為是正常。比較小的孩子讀大班的，吃的就會比較少一點。假如我在的話，他會吃比較多，我不在的時候，佣人會隨便弄一點肉鬆、稀飯、搗一點菜湯就讓他隨便吃一吃。所以這是兩難的問題，我想非常不容易做到。

家裡有請佣人來幫忙，情況還好。有很多家庭父母太忙又沒有請佣人，可能只好拿一百塊叫孩子自己去吃。然而，這一百塊可能他十塊錢拿去吃零食，或一杯可樂。其他九十塊去玩電動玩具玩掉了，這是非常嚴重的問題。我的研究發現，國中生的熱量只到達推薦量80%~90%。為什麼會這樣？因為他們一周中，有好幾餐不吃，這是非常嚴重的，影響到將來兒童的體位以及他的生命力。這一點可能需要很多人來關注，從教育界、從最高當局來關注這個問題。我覺得應該要廣設營養午餐，來解決這個問題，

營養午餐能解決很多相關的問題。

不要給孩子太多的動物性食物

我們發現越常跟父母親外食的人，膽固醇越高。這表示父母親通常帶小孩子外食，都吃太多脂肪和蛋白質的食物。這也是一個過與不及的問題。父母一疼小孩，就讓他吃很多自以為高營養素的食物，其實並沒有所謂很有營養的食物。我在之前就談過，食物只有相對的營養，蔬菜有蔬菜的營養，肉有肉的營養，不能說肉就是高營養的食物。在外面吃都會吃很多的肉食，所以我們發現跟父母親一起在外面進食的家庭，小孩子的膽固醇反而比較高一點。我希望婦女團體、健康團體，以及其他很多團體多注意這問題。直到今天似乎仍沒有一個基金會關懷過，我很希望有基金會能引用我的研究，做一些社會公益的工作。結果幾乎沒有人注意這個比煙害嚴重的問題。我覺得這裡面需要從心理學、社會學、教育方面等不同的角度來著手、來矯正，要不然以後我們真的不只是社會保險會被拖垮，國家也會無可用之兵。

講一句嚴肅的話，希望將來我們的子孫能享受到我們現在努力的結果。而不希望我們現在經濟的成長，造成將來我們的子孫都變成其他先進國家調查「盲目經濟發展」、肥胖人體試驗的猴子。正視這個問題的嚴重性，以免別人二十年後到台灣來作研究。

第四章　壯年的隱憂

壯年中風

一級預防──阻絕健康人發病

　　首先應積極預防動脈粥樣硬化──高危險個體發生。

　　動脈粥樣硬化的病因尚未完全明瞭，但根據廣泛深入研究顯示，為多因素作用於不同環境所致。這些因素稱為危險因素，它們是：

　　1.**年齡**：以前多見於四十歲以上的中、老年人，近年來年齡層有下降趨勢。

　　2.**性別**：本病男性多見，男女之比為二比一，女性患病多在停經期後，因雌激素下降，使高密度脂蛋白（有抗動脈硬化之功效）也下降。

　　3.**職業**：從事體力活動少，腦力活動緊張，經常有緊迫性的工作較易患病。因腦力緊張可致血管壁緊張，導致交感神經興奮，均可使血壓上升。

　　4.**飲食**：較多的飽和脂肪、膽固醇、糖和鹽者，易患本病。

　　因動物脂肪多富含飽和脂肪酸，易存積浸入動脈血管的內膜層，甚至到肌層（動脈血管壁分三層──內膜層、肌層、外膜層），

使管壁增厚變硬、彈性差、彈動能力減弱，動脈易硬化。

　　過多的糖易轉變成脂肪，過多的鹽攝入，使體內鈉積聚，導致血壓上升。血管壁由平滑肌構成，當體內鈉攝入（食鹽的化學分子式為NaCl——氯化鈉）過多時，平滑肌細胞對腎上腺素、血管緊張素II（兩者均能升高血壓）等的反應性增強，易引起血壓升高。

　　5.**血脂**：即總膽固醇、三酸甘油酯、低密度脂蛋白（LDL）或極低密度脂蛋白（VLDL）增高（它們均有促使動脈硬化的作用），而高密度脂蛋白（HDL）降低（HDL有阻抗動脈硬化的作用），均易患本病。

　　近年來研究發現，載脂蛋白A（apoA）下降，及載脂蛋白B（apoB）上升，均易患動脈硬化。

　　6.**血壓**：即血液在血管內流動時對管壁側壓力。故血壓的升高，是會對血管壁有直接機械性損傷。管壁面粗糙，為膽固醇的入侵至平滑肌層創造了有利條件，也促使動脈硬化。冠狀動脈粥樣硬化的病人，60%~70%有高血壓，且高血壓病人患動脈硬化較血壓正常者高4倍。有許多都與事實有出入，比如只看舒張壓或是以年齡來加舒張壓的標準。

　　因此收縮壓（人們稱高血壓）和舒張壓（人們稱低血壓）升高均重要，而且不管年齡、性別，凡是超過140/90mmHg（毫米汞柱），就是不正常，160/95mmHg以上就是高血壓。

　　7.**吸煙**：吸煙者與不吸煙者比較，本病的發病率升高2~6倍，且與每日吸煙的支數成正比。

　　因吸煙時的煙霧是一氧化碳，而一氧化碳與人體內血紅蛋白相結合的親合力，是氧與血紅蛋白相結合的親合力的270倍。且一

氧化碳與血紅蛋白結合後不易離解，使血紅蛋白不易釋放出來，這樣就不能允許更多的血紅蛋白與氧相結合。而氧氣和血紅蛋白相結合後容易釋放出氧，以供人體內組織器官的利用。故吸煙者體內一氧化碳上升，使人體長期呈慢性缺氧狀態，加速了動脈硬化、腦組織早衰。

8.**肥胖**：超標準體重的肥胖者易患本病。體重迅速增加尤其如此。

9.**遺傳**：家族性高脂血症者易患動脈硬化。本病與遺傳基因中體染色體顯現遺傳有關。

10.**糖尿病**：有者比無者，動脈硬化發病率高兩倍。

11.**其他**：

(1)微量元素：鉻、錳、鋅、釩、矽攝入減少。鉛、鎘、鈷攝入的增加。

(2)A型性格者：性情急燥、進取心和競爭性強。工作專心而休息不注意，強制自己爲成就而奮鬥。

(3)存在著血管壁通達性的因素：缺氧、維生素C缺乏，以及動脈壁內的活性的降低。

以上均易致動脈粥樣硬化，如果硬化病症發生在心臟的冠狀動脈及其分支，而導致心肌缺氧，則稱「冠心病」（冠狀動脈心臟病）。

二級預防──常量血壓，及早發現

常驗血清，常量血壓，可早期發現，立即治療。

三級預防──接受治療，防止併發症

已發生動脈硬化時，接受治療，防止其惡化（即心衰、腎衰、

肢體壞疽），以延長壽命。

男性減肥可看新陳代謝科

許多肥胖男性常以為減重只是營養問題，所以只要少吃就好。問題是，一個人假如會變胖，是因他在那個環境下才變成這樣，比如每一天都需要應酬，或者是常常都在外面吃。這種情況跟在家裡工作，在家裡自己做菜吃，當然就完全不一樣了。所以環境不一樣、心情不一樣，都會影響一個人肥胖的情形。減重可從增加相關知識開始，可是並不是光有知識就能夠達到目的。還是要找醫師先檢查，看看有沒有痛風、高血脂、或其他的情況。醫師一定會在適當的機會找營養師來幫忙，若是單單針對減重，則可看新陳代謝科。

有些人為了減肥而吃素，又怕尿酸太高所以不敢吃豆類的東西。這樣蛋白質鐵定不夠，其實尿酸沒有在8以上，吃豆類應該都沒有關係的。而且吃素的人豆類不吃的話，幾乎沒有東西可以吃了，除非吃蛋、奶類，否則就沒什麼蛋白質來源了。

均衡的飲食應該每一餐有一碗青菜、一碗飯。假如有吃蛋的話豆類可以少吃一點，水果則要吃一份。

糖尿病屬新陳代謝科

糖尿病並不是尿中有糖的病，而是血糖太高了。為什麼血糖會太高？因為人體胰臟用來控制血糖的荷爾蒙壞掉了，生產得不太夠，或者應該分泌出來的時候沒有出來，也就因為這個原因才發生糖尿病。所以治療先要從食物上著手，假如食物治療失敗的

話，那就要用藥物。

喝酒與脂肪肝

　　脂肪肝這種文明病，不論是年輕孩子或是上了年紀的人都有可能得到，現在成人中至少有兩成患有此病。它就是台灣話說的「油肝」。意思是肝臟細胞充滿脂肪，讓整個肝變油油的，也就是肝臟細胞被油包住了。

　　脂肪肝主要是肥胖引起的，由於肥胖、糖尿病，以及其他慢性病造成脂肪的代謝增加。尤其是肝臟把脂肪帶出去的因素變小的時候，因為生病的關係，進來的脂肪比出去的多，脂肪就開始累積在肝臟中，整個肝臟本來是看不到脂肪的，慢慢地卻變成整個肝都是脂肪。它是一種疾病，肥胖的人，無論是兒童或是老人家都有，喝酒的人得脂肪肝的比例也很高。因為喝酒的人三酸甘油酯（中性脂肪）會變高，中性脂肪在血中增加的話，也會被肝臟吸收進去，然後再排出去。假如吸收進去的多，排出去的少，那也會變成脂肪肝。所以在B型肝炎很少見的洋人圈，譬如說：白種人、西歐地區，他們如果肝硬化，通常是因為脂肪肝所引起的，也就是喝酒過量。本來台灣地區是很少人喝酒的，只有大陸北方有喝烈酒的習慣。可是大家現在酒喝得愈來愈多。我以前在德國萊茵州留學，那裡產很多葡萄酒，我住的地方是省會。根據邁因茲大學的統計，洋人喝酒會讓人嚇一跳，那邊的成年人70%有脂肪肝。這70%的脂肪肝跟肥胖、喝酒是有極大的關係。

　　習慣喝酒的人應該去檢查是否患有脂肪肝，因為脂肪肝不一定有症狀。但是做抽血及超音波檢查，90%都能診斷出來是否患有

此症。

　　喝酒的人日積月累肝臟一定會不好。一般說來，剛開始喝酒的人酒量一定不好，愈喝會愈好。等到酒量很好的時候，脂肪肝一定會發生。等到酒量又開始變不好的時候，肝硬化可能已經產生了。肝硬化就是由於脂肪肝長期累積所引起的，等到肝硬化的時候，就只剩下支持療法。支持療法就像是一間房子快倒了，幫它做一個加強的動作，多建一些柱子把它撐住，就叫支持療法。

　　如果是早期的脂肪肝藉著戒酒、減重，脂肪肝會減輕。再使用減低三酸甘油酯的藥物來治療，肝臟的功能可以恢復大半。但恢復的程度與肝臟受損的程度有關，損壞的程度愈小，愈容易恢復。

　　在台灣地區我們的B型肝炎，大概有10%~20%之多。又有其他各種型的肝炎，再加上喝酒的話。這種相乘的效果，就更糟了，更容易倒下來。基本上在台灣地區，喝酒很厲害的話，脂肪肝加上B型肝炎，一下子就走了。

　　我要提醒大家，當三酸甘油酯過高、肝功能不正常的時候，就要趕快做超音波檢查。這是最簡單的方法，也是最便宜的方法，而且也比較安全。當然也可以切片檢查，不過這是侵犯性的檢查，肚子要挖個洞。用超音波機抹一抹大概就可以知道。

　　大部分喝酒的人，再加上肥胖，又吃甜食的話，都有脂肪肝。脂肪肝要早點治療，當然剛開始的時候，都沒有症狀。到後來則體力開始變差，會比較疲倦一點，它的嚴重性是絕對不可忽視的。

第五章　老年時的預防醫學

關心老年人的飲食現況

　　老人是退休的，是過去的，是社會福利的受益者。在許多國家，老人的問題比較容易被忽視，並不是沒有預算、沒有資源，而是調查不足、關心度不夠，執行也不夠積極。

　　老人自己一個人獨居的百分比而言，英國最高達47%，其次為德國達39%、美國37%、韓國8%、日本6%。高齡者與單身的子女同住的英國與德國有8%、美國有12%、韓國有15%、日本有16%。日本人的小家庭也在增加當中，這牽動了老年人的營養問題，獨居會帶來營養惡化的趨勢。

　　在家的老人吃什麼呢？以日本人而言，他們老人比較不喜歡動物性、加工、油脂類的食物，比較喜歡植物性食物。且料理不要太複雜，口味不喜歡洋化，調味料要醬油、味噌。

　　在日本的高齡健康管理以及其營養指導，主要由家訪公共衛生護士來擔任。一部分則由營養師來擔任訪問的營養指導，還有另一種服務則為替高齡者買菜及調理食物。根據文獻記載，老人的要求是買菜及調理服務，而不是空口說白話的飲食指導，真是一個很好的教訓。

老人的牙齒大部分都有問題，因此，咀嚼能力低下的同時會改變生活型態。這樣一來，蛋白質、維生素、礦物質就相對不足，單雙醣的食物就增加了。因此應及早從事牙齒保健，假牙贋復都應及早迫行，以挽救營養。

吞嚥障礙的原因主要有三，最大的為腦中風的後遺症。應復健訓練，學習改變烹調的方法。咀嚼、嚥下速度的對應，要有適切的速度。並且可以在飯前張大口，做發音練習，可以使吞嚥更順利。第二是食道狹窄，固體物質不易攝食。流質食物就是唯一的選擇了，這時應注意營養價值高的食物。第三種常見的情形為心情上的因素，這時就得專業的心理諮詢，要不然就得送醫治療開處方吃藥。

食慾不振是老人非常常見的。其主要的原因有整天窩在家裡，運動不足、發燒、消化系統疾病、便秘、失眠、心衰竭、發育症、壓力、焦慮，這時就得對症下藥。再加上正確的咬合、口腔衛生、刷去舌苔都可以改善食慾。

老年人由於口渴的神經中樞鈍化，脫了水還不會覺得口渴，因此應給予每1000大卡至少500cc.的水，另外還得觀察味覺及聽覺，再來做調整。假如老人抱怨夜間頻尿，那麼2/3的水分應在早上至午餐前給予。

老人能為自己做什麼

「久病無孝子」，在社區裡、在醫院裡，都有太多的老人被遺棄。這些老人常常因住院次數過多，致使子女放棄對老人的照顧。因此就老人的立場、社會成本效應的立場，老人的慢性病，

都要自己做照顧。

　　最重要且容易做到的營養而言，老人最容易因為攝食的不足，而導致缺鐵、缺葉酸、維生素B_{12}的貧血、蛋白質缺乏、鈣及其他礦物質的不足。這裡要注重的是，雖然65歲以後，男女的體重在各族群的研究都顯示不再增加，但是身體的非脂肪組織卻減少。而脂肪組織則增加，這時候，骨質疏鬆，身體抵抗力都會減少。老年人攝食的營養不夠，可能因為偏食、味覺障礙及牙齒的問題。偏食的習慣在中年以前要矯正，不然不易在老年人經過任何教育或行為治療時改變過來。因此老人問題的重要在預防，從這兒可以窺視。而牙齒的問題在國內特別嚴重，這是長期不重視口腔衛生的結果。目前除了花大筆支出作義齒之外，別無他法。牙齒修復後，營養一定提升，總熱量、蛋白質、鈣質及維生素都可明顯改善。味覺障礙為老人對甜味及鹹味閾值上升的結果，由於甜食中的砂糖會引起血中三酸甘油的上升，以及體脂肪組織的增加。因此可用代糖加強甜味，至於鹹味與食鹽最密切，而食鹽又與高血壓及動脈硬化相關，因此較需花腦筋在烹調上。腎臟正常的老人可以用含鉀的食鹽，另外可以黑醋及其他作料增加口味。

　　但辛香料中的山葵、薑及辣椒曾被證實會引起自律神經興奮，血壓上升。而胃與十二指腸有發炎或潰瘍亦會受到刺激而再發，因此也要給予適當的量。至於嗜好品如酒類，依目前的推薦適飲，在身體狀況許可之下是允許的。而香煙除了對呼吸系統的慢性阻塞性肺病及肺癌有絕對的影響之外，對高血壓、心臟病亦有妨礙，因此有相關危險因子的老人應減少抽煙或戒煙。

老人也應繼續運動，而且應按年齡，來處方運動時的最高脈搏數。運動應注意血壓、脈搏之外，糖尿病人也應注意血糖。尤其避免空腹服藥而產生血糖過低的現象。已經有高血壓的，應找醫師診治，而糖尿病更需長期自己測量血糖、調整胰島素，自己學會計畫飲食。除了食物外，水更是重要的身體組成。根據統計，老人飲水減少，而每日需水量會因地、溫度、氣溫、空調以及食物攝取量而改變。老人尿酸合併肝、腎、心臟衰竭的病患，則水分的調節更形複雜。而夜間小解的安全，也是安全的要點。

總之，讓老人維持他身體、精神、社會的健康，並對可能發生的疾病作預防。定期健檢，發現疾病立即治療。而已經長期得病的患者，仍然要避免併發症，要在專家的治療之下，繼續維持某程度的獨立生活。

老年人的治療飲食

探討老人的治療飲食，首先要認識臨床營養學是應用於臨床醫學的營養科學。雖然醫學院學生學到了很多的生理學、生化學的知識。但是面臨食物—調理—飲食—營養—健康這個縱軸，即使是專家仍然是相當陌生的。我們就先從健康上的問題以及其營養相關危險因子著手（見表1）。

年輕人的飲食指標也適用於老年人。雖然隨年齡升高熱量需求減少，但是必需營養素的需求卻仍然相同或更高。為了減少膝關節的重壓以及心肺的老化，身體質量不能過高。因而飲食限量及運動皆不可或缺，尤其規則睿智的運動可能更是重要。減少食物當中的脂肪，尤其膽固醇及飽和脂肪酸更是動脈硬化的根源。

表 1

健康問題	營養上危險因子
發展中國家較常見的傳染病	某些營養素缺乏引起免疫系統失調或食物經口感染
蛋白質熱量營養不良(PEM)	食物供給不足
營養上的貧血	某些微營養素缺乏(可能攝食不足或鉤蟲感染、上消化道出血等)
碘缺乏症候群	居住在土壤缺碘的土地上
乾眼症及失明	維生素A不足
已開發國家較常見的動脈硬化(包括中風、心肌梗塞以及周邊血管疾病)	肥胖、高脂血症、高血壓
腫瘤(包括大直腸、乳房、肺、前列腺、子宮、胰臟癌)	來自食物的纖維減少,脂肪及酒精攝食反而增加
非胰島素依賴型糖尿病	同上
肥胖	同上
酗酒	以酒為飲料

避免過多的糖,以免肥胖,預防齲齒。增加全穀類、水果、蔬菜的攝食,除了預防便秘更可補充纖維及微營養素。限制酒精的飲用,使用較少的鹽分。積極方面可以增加婦女鈣的攝食,如低脂肪乳製品、魚貝類、十字花科蔬菜、菠菜,未曝曬太陽的人可以添加維生素D。不可以欠食任何一個餐次或大量增加一個餐次的量,可以多吃魚類,如:(沙丁魚)、鯖(炸彈魚、花輝)、秋刀魚、(紅尾冬、四破)、鮭魚(紅鱒魚)、鰹魚(柴魚),以增加EPA(C20:5)。可以舉辦烹調課程,示範餐飲,並針對行動不便之處,設法解決烹調的困難。組織自助團體,協助大量食物的購置及運送,對購買冰箱時作輔導並教導用法及其限制。建立緊急食物貯存,

幫助與老人的年輕家屬建立規則的餐敘及日常的幫助，協助他們參加團膳，協助送到家餐飲服務。開立維生素、礦物質補充劑，尊重老人的文化及傳統生活習慣更是現代治療飲食的基本要素。

老人的營養

友人90歲的老母住院了。他是醫師，開業得相當成功。由於母親跌倒骨折，所以在某一級教學醫院骨科開刀。開刀需要營養，友人又很忙，因此我就特別關心一下。我發現在注重營養口味的台灣，居然在住院當中，有愈來愈多的老人，其營養情況是非常需要關心的。

老人由於口味受限於年輕時的經驗，所以不能隨便改變口味。偏偏醫院的伙食又相當的「現代化」，西式及外省的煮法，五花八門。而且為了方便工作人員上下班，而把「晚飯」放在4點半，病人在大太陽底下就要吃「晚飯」，實在非常難過。一會兒肚子餓了，又不知怎麼辦？通常多以「牛奶」當點心，而50歲以上的人，幾乎都沒有喝「牛奶」習慣，更慘。

其實我們的現代化是不夠的。現代西方的人文精神，不知怎麼，並未傳入我國造成風尚。而現代化的營養學或醫學也未普遍，以致於新的治療機器是進來了，可是新的觀念卻未傳來。這和捷運問題及飛航安全是一病源。就以病人的營養照護而言，病人的口味、文化、傳統應受重視，而不是一味地責備他過去的飲食習慣，命令使用新的營養調配處方。

世界衛生組織糖尿病中心的主任——澳洲的齊美教授最進三年來的主張是：當世界各地的人們背離了他們原來的飲食習慣，

大量迅速西化之後，糖尿病跟著增加。美國的匹瑪印第安人如此（成人50%糖尿病），地中海馬爾它島人如此（38%），台灣的居民也如此（6%）。

我們不要也不能一味地食用牛奶、全麥麵包。我看世界各國過這麼沒自信的民族，即使是殖民地的新加坡，飯店早上也供應稀飯。唯獨台灣，沒有自信持續先人的習慣，避之唯恐不及。我早上仍然不喝牛奶，因為牛奶18%熱量來自蛋白質，33%來自醣類，49%來自脂肪。那一天台灣有不加食品添加物的酸奶（如德國或日本），把33%的乳糖醱酵了、49%的乳脂抽掉了，我一定會每天喝300cc.的酸奶。不過我仍然在早餐會吃米飯，配醬瓜、青菜，及水果。因為我們中午吃了太多的脂肪與蛋白質。對老人而言，早上的醬瓜可以再加入青菜、水果，那就是一等一的營養了。能喝脫脂奶一杯也好，不喝但需要大量蛋白質時，可以加一個蛋在稀飯中攪拌，那就是世界上最強的搭配了。再以中餐而言，可以給予鱸魚或其他相似的魚類，魚類含有95%的蛋白質是最強的了。假如老人沒有牙齒、海產粥或海產什錦麵，配上他喜歡的口味就是最好的午餐了。

由於辣味會刺激消化道產生過多的分泌興奮自律神經，老人學專家多不贊成添加任何辛辣調味。老人喜歡口味較甜的，可以在食物中加糖，除非糖尿病沒有治療。目前糖尿病人可以在醫師的控制及指導之下吃糖。吃糖不會增加多少熱量，也不會增加血糖上升多少，都已有實驗證明。假如能增進老人的快樂，及生活品質那何樂不為呢？老人吃不下或少吃，沒30天一定會斷送寶貴生命的。可能會脫水，引起電解質不平衡，減少了活動量及意識

清醒的程度。減低白血球的生成，容易引起感染及敗血症的危險。

老人獨居時想什麼

在工商社會最弱勢的族群應屬獨居的老人，他們想什麼，台灣沒有人做過什麼研究。日本神奈川縣居家照護協會就對老人的需求做了研究，結果老人最期待食物製備的服務及清潔工作，各佔45.1%。其次為與他們說話，佔31.4%。購買東西佔27.5%，洗衣服佔25.5%，被服的曝曬佔23.5%，幫助餵食13.7%，幫助洗澡9.8%，幫助外出佔7.8%，幫助穿依佔7.8%。

再分析這些需要別人製備食物的老人的家族生活狀態，則在5人中的4人，80%的母親與未婚子同住的人最殷切，其次為一人獨自生活的16人中的9人，佔56.3%。

在那7名要求餵食協助的老人中，只有1人是尚健康的，其餘3人是半臥床，另3人則為臥床狀態的。需要穿衣服協助的4人中，有1人是半臥床，有3人是臥床狀態的。需要洗澡協助的則4人是半臥床，1人是臥床狀態。

從這些日本資料令我感嘆：國內醫療的落後不止在於有形的硬體，而且在於醫學教育，以及人文的觀念上。在國內由於利益團體瓜分了一些市場，使得本來只有靠專業團體自省來跟上國際腳步的動作就慢了下來。好像江戶時代的鎖國政策，或是清朝的門戶關閉一樣。其方法只有靠專業外團體的鞭策了。其實台灣的居家照護是應該加強，深入的，不是只做幾個個案給人看看。或是更甚者，在督導考核時自己創造數據，平時根本是自成一個體系，外面少跟各專科合作協調。

癡呆症

　　老年癡呆症發生於年紀稍微大一點的老年人，他們會有一些現象，跟他成年人的行為不太符合。譬如說：他會有一些情緒化的舉動，好像小孩子一樣。還有他會開始漸漸忘記他所說的話，忘記他所放的東西，而且會很嚴重。不是像我有時候也會忘記我的東西放在哪裡，因為我的事情很多。老年癡呆症的人健忘得很嚴重，他們會把整個事情都忘記了，非常重要的事情居然把它忘記了。

　　老年癡呆症患者的記憶力會慢慢減退，就是整個大腦皮脂漸漸萎縮。這是因為病毒感染、自體免疫等很多原因（以及一些疾病）所引起的。像糖尿病、高血壓沒有治療也會這樣。漸漸地，他對時間會搞不清楚，譬如說：你問他今年民國幾年，他亂回答你。跟他講時間，現在是晚上白天，他會搞不清楚。第二個他地點會搞不清楚，譬如說：他來住院，他會以為他現在是在美國或是在日本或是在家裡，他忘記他被送來住院。

　　這種症狀剛開始的時候是間歇性的，也就是偶爾會這樣，偶爾不會。到了後面整個人變成像植物人那樣，連人都不認識了，一些比較不親近的人都會認不出來。講出來的話，別人會覺得很奇怪。常見的現象，就是你可以看到有的老人家出去散步，會找不到回家的路，迷失了。這就是老年癡呆症常見的一些現象。

　　老年痴呆症是慢性病延伸到後期所引起的結果。就像一個汽車報廢掉了。其最主要原因就是大腦皮質的萎縮，因此有時候會有一些不太符合倫理道德的動作，導致他沒有辦法做判斷。這些

人真的需要安養。

　　目前這病症還未找到預防之道，因為我們還不知道病毒感染的途徑。不過能夠預防的部分是一些文明病，譬如說高血壓、糖尿病、肥胖症等等的預防。這些疾病的預防能夠減少腦血管病，以及腦血液循環減少所造成的現象。通常假如有老年癡呆症再合併有這些糖尿病等等，這個病會變得更嚴重。所以基本的可以治療的疾病，應該要治療。

　　老年癡呆症的診斷，主要是神經科跟精神科的專科醫師在做。通常我們內科醫師的診斷，僅限於前面所提那樣子。要確定診斷的話要跟其他很多項目一起來檢驗，如是否腦裡面長瘤了。或是已經有中風、酗酒後的維生素B群缺乏及磷、用藥、中毒，或是有其他的精神病等。因為老年人還有其他的精神病，要做明確的診斷，不是光靠我們目前的這種現象來猜測就可確定的。

　　老年癡呆症跟我們所知道的一般老年人記憶力衰退，兩者之間不太有明顯的界限，只是嚴重程度的差別。假如他發生的年紀不是在65歲、70歲以上的話，譬如說50、60歲的時候，這時候就還不是老年，叫前老年癡呆症。這也是會有，大部分都是有一些病毒感染等等所引起的，這是另一種病。

　　最有名的例子是一種叫庫魯症，就是在南太平洋的一個島上面，島上的一些人，在年紀還不大的時候，就開始因身體神經的萎縮引起上述這些現象，腦子也退化。這些後來被證實跟他們的老人死了之後，要被年輕人吃掉他的腦有關係。

　　所以基本上我覺得這是另一個話題，譬如說：前陣子我去瑞士，瑞士的一個朋友說他幾年前，常到香港做生意。每一個禮拜

要來香港待三、四天再回去，他自己本身就有感覺到，譬如說廣東人吃猴腦，類似像這種做法我不會覺得很好。因為第一個是很野蠻，把猴子捉住，然後砍掉腦子，給人一種中國人非常野蠻的印象。因為中國講的都很好聽，民胞物與，還有古時候有很好的佛教思想，佛教本身是主張眾生一律平等的，可是現在卻不太一樣。所以我也覺得，說不定吃猴腦的行為，也並不一定就跟這個病沒有關係。因為有很多的生物是非常類似的。若吃很多很類似的生物，牠們得的病，可能我們也會得。所以為什麼要民胞物與，其實也是對自己的一個保護。要我看到一個這樣子的人，我也不會和他在一起，我覺得他那麼殘忍。

所以基本上我還是覺得剛提的均衡飲食，那比較現代化、比較乾淨的生活，對於預防老年癡呆症有很好的一種效果。

關於目前國內老年癡呆症病患的比例高，雖然我不是專門做癡呆症的研究，不過從臨床上發現每一家的老人，或多或少都會這樣，只是某一個程度上的不同。流行病學的統計是65至70歲有2%，隨著年齡愈大愈高，80歲以上則20%以上。

如果家裡有這樣的長輩，他又是有高血壓、糖尿病之類的病的話，這時應該要請糖尿病醫師(就是新陳代謝科醫師)或者是相關科系的專科醫師來照顧他。使得他本身的疾病變好，通常這老人癡呆也會好轉。假如這基本的疾病沒有治療好的話，這癡呆症會愈來愈厲害。

還有老人家也應該多鼓勵他參加一些社團活動。因為現代化的社會改變得太快了，而且這個社會已經漸漸變成小孩子的社會，以及一些成年人的社會。所以我就考慮到一些社會福利的問

題，我覺得西方的人本思想，還是要進入。你要考慮到這些老人家，他們的立場是怎樣，你要去關心這些人的生活，有專家去研究。國家的力量就要在本益比最高，用最少的本錢讓他們過得更好。我覺得社團以及場所的設立非常重要，主要還是社會疏離感的問題。在我的病人裡面，很多都是患糖尿病的老人家，他們本來是住中南部的鄉下，大部分的人都是種田的，少部分的人是做小生意的。這些人來到台北，根本沒有辦法跟台北的步調、思想、文化相配合。也沒有一個地方讓他消遣，每一天都是關在門檻裡面，也沒有熟人。年輕人早上出去半夜回來，有空的時候帶小孩子出去，他根本是被關在一個城市的監獄。對小孩子來講，城市是一個叢林，裡面有很多野獸；對老年人來講，城市是一個監獄。

所以我覺得社會福利在社區裡面，應該要做的是，讓社區裡面的老人，漸漸要有人幫他們組織起來。因為沒有和外界交談溝通，是會更閉塞的，所以這些人應該要受到國家更多的照顧。因為這些人擺在醫院裡面，會造成以後全民保險一個重大的負擔。

目前社區裡的公共設施明顯不足，裡面也沒有公園，什麼都沒有。應該軟、硬體都要再增加，這些老人沒有人去關心他們的話，將來這些負擔都是落在我們所有納稅人的身上。

對老年人的照顧，是社會每一分子都應該盡心盡力的。尤其是我們整個社會已經逐漸步入所謂高年齡層的社會。民國79年我們65歲的人是佔5.3%，像歐洲一些先進國家是接近15%，美國也是15%，日本也是愈來愈接近15%，所以台灣會從5.3%增加3倍，大概在一個世代之間，在30年之內。所謂人無遠慮必有近憂，因此在這一方面，我們需要有更多的專家。在各種不同的層面和專業

上，有更多不同的設計。為政者要高瞻遠矚，要知道將來國家的走向。民生是最重要的，民生包含的意義最廣。民生並不是抄一抄、寫一寫就有辦法來做。而是需要本土化的研究，而且實際去執行。不是說光抄一個名言就有辦法做事情，而是實際上需要很多專業的投入、試驗，再計算它的成本出來。這一點是我在德國留學時學到的，他們做所有的事情都先有計畫。會尋求本益比，成本效益的比，要怎樣做能達到最好，講到這樣的話才真的是愛國的表現。

器官系統的疾病

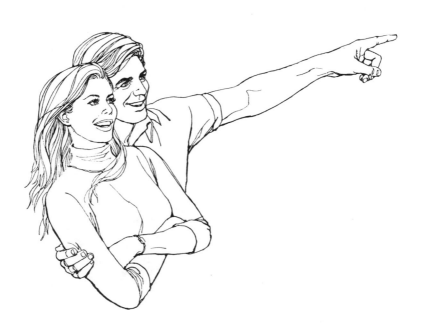

第一章 糖尿病

血糖是什麼

曾經有人告訴我，坊間檢查糖尿病的方法是在晚上睡覺以前，把小便放在一個盒子裡頭。看隔天是不是有螞蟻來爬，如果有的話，就表示這人有糖尿病。

其實若真有螞蟻來爬的話，表示已經很嚴重了。但是有少數的人，他血糖不高，可是由於他腎臟過濾的能力比較不好，結果也會出現尿糖。事實上，糖尿病本身並不是尿中產生糖分的病，而是血糖過高的一種病。所以應該要檢驗血液，檢驗尿液是不準的。為什麼呢？因為尿液通常要超過一個人腎臟所能濾過的能力，才會產生尿糖。這種過濾能力，正常人大概是180毫克/每100cc.，就是180的血糖。有一些老人家甚至280才會出來。所以驗尿糖正常並不表示這個人沒有糖尿病，或是這個人的血糖是在正常的範圍。

驗血糖的道理，也是基於人本的思想。要病人自己來了解他自己被治療得好不好，而且他也應該要負起自己照顧自己的責任。他不能再逃避，交給醫生他會完蛋，因為醫生會不在、會請假。即使自己的近親密友是醫生，也不可能給予完全的照顧。

大家要自己驗血糖，即使自己的身旁有醫生、護士、醫院。這個都是要自己來做，要自己驗血糖才能感覺到。假如你遇到不好的醫生，他根本就無法感覺出來你的病。越調越不好，這是真的事情。

德國曾經在1983年的糖尿病學會開年會的時候，在旁邊舉辦一個病人協會。病人代表說他們的家庭醫學科醫師，不懂得糖尿病，因為他們一旦轉介到糖尿病中心，而家庭醫生又不知道應該要如何治療。這是一個問題，其實病人到最後，都會比大部分的家庭醫生更會照料自己的病。血糖自己來調整，自己會驗血、會測量血糖之外，還要自己來調整食物的量。這樣子才有可能長期維持正常的血糖，才能維持和正常人一樣的壽命和生活品質。要不然即使你當總統、當董事長，隨時有醫師在旁邊，也沒辦法做到像你自己親身體會那樣子，身體與心理是別人感覺不出來的。

再來談血糖和胰島素的關係吧！正常人吃了飯以後，大概過了15分鐘，血糖開始很快地上升。正常人上升到一個小時是最高，糖尿病人可能是一個多小時才達高峰。有個錯誤的觀念是大家都沒有好好地把飯前、飯後搞清楚。其實飯後應該是吃飯第一口開始算，不是吃飽飯才開始算。假如你12點開始吃飯，那麼兩點鐘就是飯後兩小時，不管你吃到幾點。我們的方式是，假如是第一型的糖尿病患者，最好胰島素跟進食一起來。也就是打短效的胰島素來配合血糖，這樣子才能以胰島素壓血糖。我們如果是治療第二型的病人，通常是打一次。因為第二型的病人，通常自己還有一點點的胰島素分泌功能，所以還能夠維持一個正常的血糖。

血糖的維持就是胰島素、血糖、運動，以及其他因素之間的

平衡，重點就在於如何抓住那平衡點。國內治療糖尿病的方式，還是靠醫生來治療，若病人的血糖沒辦法控制好，其中的一個重要原因在此。所以我主張病人自己要懂這些基本知識，不能學會這些基本知識的話，可能他糖尿病沒辦法治療得很理想。我的理想是說正常的血糖，糖尿病人飯前血糖應該要100以下，沒有100以下以後會得併發症。所以爲了維持生活品質，應該要學會如何量血糖，以及了解胰島素的作用。因爲胰島素是很重要的藥，用錯了或是對藥性不了解，自己會產生很大的危險性。

胰島素在病人血中不足時，才產生糖尿病，因此我們在極端缺乏胰島素的糖尿病人施予胰島素補充，讓病人能夠利用外來的胰島素來達到正常血糖的目的。

何謂胰島素？

有些人對胰島素有一個錯誤的觀念，以爲胰島素不能打得太多。假如今天打5cc.，以後就要打10cc.、15cc.，需求量會越來越大，產生惡性循環。其實這是錯誤的觀念，很可能他自己並不常量血糖，或根本沒有量過血糖，也不知道要怎樣照顧，才會有這種感覺。事實上，經過我們正常胰島素治療，這是在1970年代末期從歐洲開始正常的血糖治療。就是透過胰島素治療，把血糖壓到正常時候就變好了，以後就不用打胰島素了。最重要的是病人要會自我照顧，要把血糖控制在正常的範圍。控制在正常範圍之後，我們胰臟的功能還會再回復，這是我們這個學派的理論，目前整個歐洲幾乎都是以這個學派爲主。

血糖在飯前需控制在100以下，通常我會控制在100左右。這

樣的病人1/3胰島素會減量，1/3變成不必打胰島素。感覺到會惡性循環，可能是病況越來越嚴重，可能血糖都沒有在正常的範圍內，總是上上下下起伏很大。血糖不是在300多，就是在30幾，不是過高，就是過低，這是很危險的。

其實胰島素是一個危險的藥，就像很好的武器會殺到別人也會殺到自己。所以在荷蘭，一定要在醫院、在專家指導之下才能使用胰島素，不是一般科的醫生就能夠開胰島素。口服藥還沒問題，胰島素一定要有專門的醫生才能使用。因為使用胰島素之前，必須先了解低血糖時的症狀，如發抖、冒汗、腳軟、心悸，及發生低血糖時應如何調整或如何預防。這些症狀了解之後，才能給病人胰島素治療，所以我不會隨便給病人開胰島素治療。通常我會把本來胰島素治療的病人，改成口服藥，只要他腎臟還好，漸漸把他改成口服藥，病人也很高興。

為什麼我的病人注射胰島素比率比較高，因為到我那兒的都是比較嚴重的病人。通常嚴重的病人都需要胰島素的治療，那時吃口服藥都沒有用了。

胰島素是人類自己缺乏胰島素，才會產生糖尿病的藥。這藥本身可以說沒有什麼副作用，因為它本身就是人類自己的東西。人造的胰島素是合成的，跟自己胰臟分泌出來的胰島素可以說是完全一樣的，就生化的檢驗結果而言，是完全一樣的。是人自己缺乏，所以才打進去的。坊間有很多種秘方，有好幾種秘方是吃豬的胰臟。我可以跟大家講，你吃幾百個豬的胰臟，都沒有打一針胰島素來得強。因為胰臟吃進去，並不一定跑到胰臟去，可能跑別的地方去，那是全身性的。

以前的胰島素，和現在的胰島素，大部分都是從豬的身上提煉出來的。可是提煉出來後並非拿來食用，因為吃下去人體會消化掉，是要經過注射。所以打胰島素，可以把它當做是以前偏方吃胰臟一樣的道理，只是它濃度比較高而已。此外你也要了解胰島素的作用區限。通常在台灣打的所謂NPH，有些人說中效，有些人說長效，其實應該叫中效胰島素。它的作用是接近一天的，就是早上七點鐘打，到半夜才漸漸沒有作用。需了解胰島素的作用，才知道低血糖時，是不是由胰島素引起的。而且打胰島素時，假如只打一針的時候，應該要配合胰島素的作用曲線，在飲食上去配合它。譬如說：可能下午的時候會肚子太餓，或早上會肚子太餓，其他時間假如血糖都正常，為了使太餓不會變低血糖，要在那個時間吃東西。

　　胰島素中效的作用了解之後，我們再談短效的。在台灣很少人會用到短效的，不過我們今天讓大家了解一下。它的作用不到一天，大概只有一個餐次左右，大概就是6個小時。中效的作用雖然是接近一天，可是它最強的時候，是在打了之後八到十幾個小時左右。所以早上七點鐘打，可能到下午三到五點時，肚子最餓，可能要調整劑量，或調整飲食的方式。短效的胰島素雖然有6~7個小時，可是最強的時候是兩、三小時的時候。所以通常打了短效的胰島素，在打後兩、三個小時會發生低血糖的現象，可能要調整劑量，或調整飲食的量。

　　講到胰島素，有些人存在某些錯覺，認為打了胰島素之後腎臟會壞掉，其實事實剛好相反，胰島素可說沒有什麼副作用，只是有一些人可能會過敏，因為胰島素會添加一些防腐劑，有些人

對防腐劑過敏。

胰島素的量應該要調整到一個正常的範圍，不能用得太多，也不能用得太少。外面的傳說很多，這是糖尿病治療的障礙之一。有時有一些醫生不太喜歡，或是以前沒有受過訓練用胰島素，結果就對胰島素產生一點誤解，所以號稱不需要用胰島素就可以治療。其實並沒有那樣的神話，以德國來講，東柏林的糖尿病中心有統計，第二型的糖尿病人經過十年以後，有一半的人變成需要打胰島素。也就是說，糖尿病久了以後，一定需要打胰島素，這是免不了的。另外，腎臟壞了也需要打胰島素，發炎、發燒的時候都需要打胰島素。口服藥治療是第一線，第二線治療是胰島素治療。

糖尿病的口服藥

1995年以前，有部分沒有保險的糖尿病患，都是到藥房去買口服藥回來吃，而且多半吃吃停停、停停吃吃。甚至今天想吃時吃三顆，明天吃六顆，後天吃半顆，大後天不吃。所以血糖很不容易控制，有時低到會發抖。我們知道很多吃口服藥的人會抱怨：「我都是去買德國製的那種橢圓形的藥，吃下去都會手腳發冷。」其實是因為他血糖太低了，才會發冷。

口服藥並不是胰島素，它的作用是刺激胰島素的分泌。有人以為口服藥會產生依賴性，時間久了越吃越多，才能刺激胰島素的分泌。其實藥越吃越多的原因，並不是因為口服藥所引起的。而是因為吃了口服藥之後，血糖降下來後的飲食沒有繼續注意。食物越吃越多，結果口服藥的量就要越多，並不是因為口服藥本

身。另一方面，人體越來越老化，胰臟的功能會越來越衰弱。正常人如此，糖尿病人也一樣。所以為什麼說年紀越大的人，越多人得第二型糖尿病的原因，就在這裡。

由於病人喜歡自己買口服藥來吃，所以目前產生一個很嚴重的現象：最容易發生低血糖死亡或是住院的，通常都是自己買藥來吃的人。通常他的病史是這樣子：剛開始得糖尿病的時候，他都是想吃的時候吃，不想吃的時候不吃。有時吃三顆，有時吃兩顆，有時吃一顆。這時候都沒有關係，可是等到十年、二十年後腎臟已經不太好時。一天吃了三顆、五顆的話，因為腎臟不好，藥量的排除就會減少。這時血糖就會降得很低很低，救不回來，可能就因為這樣而死了。

藥物如果有很強的藥效，有時在半顆或一顆之間，可能就是正常和死亡之別。其實口服藥在先進國家，都是只有醫師開立處方才能買到或領到藥的。並不能自己隨便買藥來吃，因為這樣子非常危險，常常會有因低血糖而去世的危險，這是大家應該要注意的。

第一個服用口服藥要醫師開立，而且醫師也應該告訴病人，低血糖的時候有哪些症狀，譬如說：發抖、冒汗、腳軟、精神不集中、很餓的現象。這時應該要告訴他要趕快減藥。因為有的醫生不是天天在看糖尿病，或是剛來接受訓練的醫生，比較沒有經驗，通常會開過量的藥給病人。口服藥最常見的現象是服用過多，導致血糖太低。若是胰島素，醫生目前通常會開比較少一點。就是怕他血糖太低，至於開口服藥通常會比較大膽一點，一次兩顆或三顆。我一看覺得非常可怕，因為這是作用很強的藥。有些人

吃了血糖過低，發生很嚴重的後果。初期的現象，就是前面提的四肢發軟等等。到了第三期就昏倒，第四期就沒有辦法救活過來，可能就腦死變成植物人。所以並不是口服藥就那麼安全。綜觀國外，家庭醫學科的醫生也開口服藥，口服藥是比較容易使用。因為從半顆或四分之一顆開始用，比較容易掌握。

口服藥還有一點要注意，就是和食物一起服用。假如這一餐禁食，可能就不能吃口服藥。因為不吃東西，血糖已經在正常的範圍，再吃口服藥血糖會降得更低，這時可能會發生低血糖的危險。所以吃口服藥的人其實也應該驗血糖，不是驗尿糖。因為血糖過低驗尿糖是驗不出來的。假如每天都是吃一樣份量的食物、一樣份量的藥物、一樣份量的運動、心情也保持一樣、體重也保持一樣，這時候驗血糖的次數可以不用很多。

另外常常犯的毛病就是：這藥很有效，就拿給別人吃，這樣很危險，會害人。台灣現在很多人得了慢性病之後，有一個困擾，大概親戚朋友都會買藥給他吃。其實洋人他們不敢買藥給別人，而且也買不到。在台灣我們關心別人，會給他秘方、藥物，或一些特殊食品，造成很多醫療上的困擾。譬如說送給病人高蛋白食品，但是糖尿病就不能吃高蛋白食品。我想別人生病的時候，應該給予一種關懷，這種關懷要考慮到別人的隱私權。因為有些人得到慢性病也不願意讓別人知道。我們要關懷，而不是當他的醫生。我常在急診室接到會診，都是因為吃藥不當，而引起血糖過低的情形。而且病人都沒有機會接受教育，所以他並不知道口服藥也需要注意到血糖的問題。

口服藥的副作用比胰島素多一點。胰島素有些人是過敏而

已，而口服藥也有大約3%的會過敏，皮膚會發癢，這是正常的現象。還有的現象是有少部分的口服藥，因為它的作用是在腸胃道上面，所以有些人會拉肚子、腹脹、肚子痛，通常這是第二線藥物，如果是第一線的藥物，病人會沒有什麼感覺，不要說口服藥、胰島素有什麼樣的副作用，其副作用小到幾乎微乎其微。

糖尿病的運動治療

糖尿病的治療是衛生教育以及營養教育。大家最喜歡舉的例子也是自我照顧。為什麼呢？因為它裡面包含的範圍很廣，而且病人需要配合的東西比較多，所以我們談文明病先談糖尿病的原因也在這裡。糖尿病是所有文明病裡面最棘手的。談到治療我們通常會想到藥物，可是這一種文明病需要比較複雜的自我照顧，你光了解如何使用藥物，是無法讓病人因為治療就變好的。所以有很多人會說：為什麼我糖尿病有治療和沒治療一樣，甚至於醫生也有這樣子的質疑。其實就是因為以前沒有把血糖控制在正常的範圍，這個範圍是指飯前100、飯後140。沒有控制在這個範圍的話，當然你得的併發症就非常的多。這個病人要能夠自己駕馭藥物治療之外，還有運動治療和飲食治療。飲食治療是一個非常非常廣泛的問題，所以我們今天先談運動治療。

運動治療是糖尿病非常重要的一個部分，這個部分應該要跟飲食及口服藥來配合。很多病人，尤其是在公園裡面做外丹功的人，這些人有時候突然不見了，到山上去或到醫院去了。這些人常常有一個不正確的觀念，而且散布給大家：認為只要運動就可治百病，其實光運動並沒有辦法治病。以糖尿病來講，血糖超過

300或350以上，你再去運動的話，那時候沒有治療，可能會引起酮酸血症，導致昏迷，或因酮酸中毒死亡。所以並不是光運動就能治療很多的疾病，這是大家要知道的。運動只是幫助治療疾病的一個方法。不幸的是很多人仍有這種運動治百病的錯誤觀念。所以在還沒有全民健保之前，很多自費的病人認為我運動就好了。其實血糖350的病人，運動之後血糖上升，可能就會昏倒過去。假如送醫急救得早，可能救了一條命，住了一個月，花了幾十萬。假如來不及，或者送的醫院對糖尿病不很熟悉的話，可能就走了。所以運動應該在跟藥物、飲食配合之下，醫院的醫療團隊裡面從事才是正確的。

其實醫師的處方不只是藥物而已，在先進國家，看病的處方還包括運動、飲食、軟硬體的復健，範圍是很廣泛的。甚至於在德國還包括三溫暖治療、按摩治療，這都是在處方裡面的，需要其他的人來配合。

病人應該在醫師的處方之下從事運動。通常我會對病人說：假如你每一次運動都是非常固定的話，你可以在運動之前和之後測量血糖。假如血糖在飯前、飯後都是在正常範圍之下，那這個運動可以每天繼續做下去，因為你每一天的變動不會很大。假如這個運動是臨時性的，就應該增加臨時的碳水化合物。所以要看怎樣的情形，然後醫師再開怎樣的處方。

第二點應該要知道，運動時需要攜帶什麼樣的東西？運動是一個非常危險的狀況，應該要攜帶驗血糖的機器或驗血糖的試紙。而且應該攜帶葡萄糖，假如沒有葡萄糖的話，其他的糖類也可以。比如說蔗糖，就是一般的糖果，以及碳水化合物。因為額

外的運動，可能需要額外的碳水化合物，這樣子才能保持正常的血糖。

第二型糖尿病患，老人家比較多。很好的運動可能是全身性的運動，譬如說：走路。走路，可能很多人會認爲運動量會不會不夠？其實假如走路走得不會很慢的話，正常的散步方式所消耗的能量也蠻多的。走路時每小時每公斤所消耗的熱量是3.1大卡。所以走路是很好的運動。尤其是在沒有醫生開處方的時候，很多有合併其他疾病的病人，可能走路是最好、最安全的運動。一天約一萬三千步，一定可以達到健康的目的。

假如有醫師或專家指導，我覺得最好的運動是全身性的。我指的不是舉重這種運動，而是跑步、游泳之類。當然有錢人則可能是打高爾夫球，不過對於一般大眾，走路可能是最方便的運動。

關於運動的時間，長久以來，我們一般的保健觀念是飯後不要做運動。其實重要的是如何維持正常的血糖。現在的糖尿病人，常犯一個錯誤，就是在清早空腹去運動。有很多病人早上運動的時候死掉，因爲他們常常打了針或吃過藥，沒有吃過東西就去運動了。當然早上的空氣最好，可是天氣很冷血糖又過低，一下子心肌梗塞或是腦中風就死了。

我很不贊成早上一大早去運動，假如沒有腦血管、心臟血管毛病的人，則我認爲吃飽飯也可以運動。老人家常常早上一大早四點鐘，尤其是空腹去運動，這是不對的。特別是糖尿病人更是不可，因爲空腹會造成低血糖，可能就走了。

第二章　新陳代謝

什麼是新陳代謝

　　新陳代謝就是新的進來舊的出去，人體每一個部位都有新陳代謝。不過談到新陳代謝醫師的研究或者服務，主要就是在一些疾病方面，比如醣類代謝出了問題就是糖尿病，脂肪的代謝出了問題就是高脂血症——俗稱的血脂肪過高，尿酸假如代謝出了問題就是高尿酸血症。而事實上高血壓也與新陳代謝有密切關係。還有新陳代謝事實上是一個疾病的範疇。可是現在又有一個新的行業比如營養師，營養師的基礎就跟新陳代謝基本上幾乎完全重疊。不過新陳代謝稍微廣一點點，因為它有醫學的基礎，所以有很多疾病的發生是跟吃有相關的。我做新陳代謝科的醫師，除了研究或服務之外，特別把本土保健營養的研究在國際上發表，或者是辦一些病友新陳代謝創新活動。那是預防疾病的部分；促進健康跟生活型態有很大的相關，尤其跟吃有很大的關係。所以也辦了一些預防醫學的活動來促進健康。

　　由於吃會響影到人體裡面的新陳代謝，而新陳代謝如果不好就會產生很多疾病，如糖尿病、肥胖、高尿酸、高脂肪等。可是現代人的飲食常常違背健康的原則，至少可以提出五點事實。

第一，食量超過以前很多；第二，食物內容方面，動物性食物吃得太多；第三，由於肉類烹調時所增加的油脂以及肉類本身所含的油脂很多（即使瘦肉也有50%的油脂，五花肉有75%~90%的油脂），所以油脂增加了；第四，鹽巴也增加了；第五，纖維素減少。北方人以前吃的窩窩頭，台灣吃的糙米，裡面都含有很多纖維素。而現在的人吃的纖維素少，因為窩窩頭、糙米，他們現在都不吃了。雖然水果、蔬菜類也有一些纖維素，可是水果裡面的東西沒有辦法取代窩窩頭裡面的東西。

　　纖維素攝取不足對人體的影響，根據飲食研究，纖維素減少油脂就會增加，所以這兩者通常會合在一齊談。女性乳癌、子宮癌會增加，男性、女性來講大腸癌、胰臟癌都增加。台灣脂肪的攝取量大概從戰後的百分之十幾到現在百分之三十幾，當然要看愈久才能看得出來不良的影響。因為你要減少纖維攝食20年左右才會發生，這樣看的話像大腸癌、直腸癌及子宮體癌以及胰臟癌、乳癌都增加好幾倍。

　　糙米可以取代窩窩頭，或者是類似像粗穀、全穀類未經加工的米，這應該是人類返璞歸真的食物。很多人以為現在吃的食物是一種享受，可是從科學角度來看，我們現在台灣甚至整個中國菜的哲學可能要大翻修。

新陳代謝的病人

　　跟新陳代謝科有關的疾病包括糖尿病、高脂血症、高尿酸血症、肥胖等，而飲食跟新陳代謝有非常密切的關係。至於我的門診中，因為我的研究是糖尿病居多，所以糖尿病患比較多。其次

是減肥的病人，因為12年前我是做減肥的第一位醫師，台灣地區9年前內科醫師研究飲食行為也是從我開始，所以我也有厭食症、暴食症的病人。在我的科裡面跟別家醫院的新陳代謝科比較不一樣的地方，大概在我門診中，肥胖的病人會佔很大的比例，以及吃出問題的飲食行為，像厭食症、暴食症也會佔相當大的比例，當然高脂血症、痛風(高尿酸血症)、內分泌症、甲狀腺、高血壓等等，也會有一些在裡面，不過這些高血壓跟高脂血症通常是跟糖尿病的人一齊過來。

皮膚也老化

人20歲就開始老化，所以身體上不應該長東西的地方也會長出一些東西。注重均衡營養是養生的重要原則，若是吃素的人更需要攝取均衡的營養，蔬菜的種類要多換。所有吃素人的保健無論是否有生病都一樣，包括糖尿病患在內，脫脂牛奶一天一杯，蔬菜量不要多但一天20種，因為吃素營養比較不容易均衡。

皮膚黃黃

皮膚發黃若是肝功能檢查正常，沒有黃膽，則有可能是黃色的水果吃太多了，如木瓜、橘子，在台灣有很多人把水果當飯吃，以為這樣很健康；若是肝功能正常，沒有膽色素過高，最有可能的是胡蘿蔔素血症。

第三章　骨質疏鬆症

　　許多上了年紀的人，以及更年期以後的女性朋友，時常會有骨質疏鬆症的毛病，特別是後者，更爲普偏。

　　更年期是每一個婦女都避免不了的。有些人可能32歲，有些人可能59歲，不太一樣。平均在台灣差不多是51、52歲左右，最近漸漸往後移。以前營養比較不好的時候，平均大概在四十幾歲。更年期就是指女性卵巢的機能漸漸減少，已經沒有辦法懷孕，而且女性荷爾蒙也減少。女性荷爾蒙減少立即產生的問題是變成黃臉婆，就是皺紋會增加。女性與男性或跟老年人比較不一樣的是，女性的皮膚非常白皙、平滑，會有一層脂肪在上面。更年期之後，這層脂肪就會消失、不見，陰部的脂肪及陰部的分泌物也會消失。所以更年期之後的婦女，可能在性生活的時候會有疼痛的感覺，會容易小便發炎，因爲女性陰道部分的細菌也會改變。除了外表上能看出來的徵兆之外，還有一個表面上非常不容易看見的現象，就是骨頭一直在鬆弛。

　　我們身體裡99%的鈣質，是存在我們的骨頭裡面。可是當更年期開始之前的一、兩年，我們身體的鈣質，就非常快地從小便中流失掉。流失的速度跟她是不是有病症、是不是吃很多的蛋白質食物、吃很多的鹽巴、很少運動，有很密切的關係。增加運動、

減少蛋白質食物，以及吃足夠的鈣質食物，可以減少骨質疏鬆症的發生。這種預防工作從年輕的時候，就應該開始做。因為年紀輕的時候，你運動愈多、吃的鈣質足夠，骨頭儲藏的鈣質愈多，愈不容易產生骨質疏鬆症。

我們若把這種病症解釋得更淺顯一點，可以說這人骨頭鬆掉了，像餅干一樣。骨頭本來很硬的，本身不是很脆的東西，因為它含有膠原蛋白在裡面。所以像你自己摸你自己的骨頭，有一點彈性不是嗎？有一點像竹子那樣子，有一點韌性在。可是當你骨頭愈來愈老化的時候，後來會變成餅干一樣。就像打跆拳道的人，這樣一戳的話就斷掉。其實不必打跆拳道，有時候這些年紀大的婦女，她一個摔跤，跌在地上，手一壓，自己就斷掉，這是常有的現象。

骨質疏鬆症是可以預防的。以正常人來說，你看小孩子跌倒，手很少斷的。因為小孩子的手像竹竿一樣，很有韌性。老人家像餅干一樣，一跌的話，骨頭就斷掉了。所以基本上應該要防止骨質疏鬆症的發生，以免以後需要開刀治療。因為通常一斷掉，骨質疏鬆症的病人非常不容易癒合。

除了跌倒骨折之外，病人也會有噁心、疼痛、呼吸不暢、腰痠背痛等等的問題。這都是因為骨質疏鬆症所引起的，這些問題與其他疾病不太容易區隔。不過照了Ｘ光的話，就可以發現有骨質疏鬆症的現象。骨質疏鬆症到了嚴重的時候，會造成駝背。就像以前日本的連續劇，有很多日本的老人駝背，好像一隻烏龜一樣。尤其是女性更常見患有骨質疏鬆症，因為骨頭愈來愈短、愈來愈短，甚至於裡面坍方掉了。愈老愈矮，就是因為骨質疏鬆症

的緣故。

　　骨質疏鬆症，現在是美國住院花費最多的疾病之一，不會比腦中風少。骨質疏鬆症所引起的跌倒，是老年人不良於行最重要的原因，所以骨質疏鬆症應該要早期治療。目前丹麥跟美國的治療方式，以女性荷爾蒙爲主。日本的治療方式以維生素B爲主，都有它的特色。有一些學者專家，他們常只顧慮到他們所研究的部分。骨質疏鬆症的治療應該以整體來治療，從營養、預防醫學、新陳代謝、內分泌來著手，可能會比較完全。

　　治療的方法除了吃藥之外，飲食方面要注意鈣質的攝取。到目前爲止，我治療用到女性荷爾蒙的時候，甚至有同仁跟我的病人說：「吃這女性荷爾蒙，反而會不好。」其實女性荷爾蒙，到現在還沒有被證實，有什麼不好的副作用。增加的癌症機率，幾乎可以把它忽略，忘記這件事情的存在。

　　對於生活的品質，包括性生活和外表，以及自信問題，我想建議大家多注意老人家的生活自信的問題。因爲我們經常認爲老人家不必再愛美了，其實他們仍愛美。只是他們的自尊、他們的愛美、對於自己的期望，表達的方式會不一樣。他們會說：我老了，死了算了。其實他心裡面想的又是另一回事。所以我們對老人的照顧，整個國家也好、大眾傳播也好，應該要從老人的心態來想，因爲年輕人非常不容易體會老人的心情。所以我說骨質疏鬆症治療的同時，女性的自信心也會增加。

　　相對的，有些做丈夫的跟不上時代潮流，會因爲老婆的更年期，而歧視他的老婆。其實若給他老婆適當更年期的治療，給她骨質疏鬆症的治療，她能夠維持她還沒有更年期前的良好狀況。

她的生活品質，和她老公的關係也會變好，這一點我覺得是非常重要的。

台灣有很多應該要被關心的問題，卻沒有人去關心。像這個問題，我是覺得蠻重要的。這些就是很多老人家，許多老年夫妻，也是牽涉到女性同胞她們自己的權益。只是她們自己沒有去爭取，也沒有人跟她們講。尤其是聽不懂國語的這些人，他們很可憐，沒有人跟他們講，就自生自滅過完一生。

我們對這些人，現在沒有辦法照顧到。不過骨質疏鬆症治療之後，可以提高他們的生活品質，也能增加社會的和諧，可惜我們常常忽略這個問題。至於我為什麼要關心這些問題，實在因為這是活在現代社會應該要具有的人文關懷。而儒家思想以前一直站在帝王的想法，來想很多問題。這是基本上我們教育錯誤的一個地方，我們應該站在不同人的立場，來想這個問題，這樣社會才能進步。骨質疏鬆症的治療，除了提升生活的品質之外，根據我的經驗，高血壓、糖尿病可能也可以預防。因為高血壓、糖尿病通常在婦女停經之後，增加得很快。也就是說在婦女停經之前，高血壓、糖尿病男性比女性好像高了一點。女性常是在停經之後，才漸漸有這些毛病。所以我覺得現在應該有更多的婦女團體，來注意這件事，而不是在嘩眾取寵、光講亂七八糟的問題。實質的問題還沒有解決之前，這些口號是完全沒有意義的。

隨著醫療品質提升，國民平均壽命延長，社會人口的平均年齡也隨著增高。因此老人健康問題在醫學及社會的重要性日漸受重視，而老人健康與其醫療疾病當中，以骨質疏鬆最值得關切。因為這種疾病可能在不知不覺中危害到許多老人的生命與健康。

近年來美國骨折發生率有增加趨勢，被認為與骨質疏鬆症有關。美國有600萬人正受到骨質疏鬆症的侵襲與傷害：60歲以上的美國白種女性，1/4有放射線學上可診斷的脊椎骨質疏鬆症；45歲以上美國女性，每年100萬人次的骨折，70%與骨質疏鬆有關。短期的醫療支出為每年10億美金，加上其他直接間接支出，可達每年60億美金，所以我們先深入了解骨骼。

骨骼長什麼樣子

骨之構造

骨由緻密骨和海綿骨構成。緻密骨是無空隙骨緊密連接在一起，質地堅硬緻密。疏鬆骨由骨小樑交錯排列而成，有空隙，狀似海綿，故稱海綿骨。

骨之成分

骨骼的主要成分為磷酸鈣。人體中99%的鈣存於骨骼內，鈣是骨骼系統的建造基礎。對於腦功能、神經系統、肌肉收縮等扮演一個很重要的角色。另外血鈣的平衡則由副甲狀腺素、維生素D及抑鈣素共同控制。

骨的功能

1.支持：支持肌肉、骨架、頭、四肢。

2.保護：保護四肢、大腦等。

3 造血：大骨的骨髓有許多造血細胞。

4.鈣儲蓄所：99.7%的鈣，存在於骨頭。

5.運動：沒有骨頭與肌肉的合作，身體就像植物一樣了。

骨骼的代謝

　　骨是有生命的組織，它不斷地破壞吸收且持續的修補及製造新骨。正常的骨骼代謝包括骨骼吸收和骨骼形成兩部分，在不同時期，此兩種過程的進行速度會有所不同。例如成長期骨骼形成的速度大於骨骼吸收，可見骨質量增加的現象，在20~30歲時全身骨質量達最高峰，35歲以後骨骼吸收速度大於合成速度，因而使骨骼流失，久而久之即產生骨質疏鬆現象。

何謂骨質疏鬆？

　　正常骨質組織隨著年紀增加而減少，稱之為骨質缺乏。如因骨質喪失過多或過久，導致骨質結構出現病變如骨折，則稱為骨質疏鬆。

　　骨質疏鬆是一種骨骼新陳代謝不平衡而造成的疾病。其骨的礦物質和蛋白質成分沒有明顯改變，但骨小樑量減少使間隙增大、變多，皮質骨變薄，換句話說就是骨骼密度變小。其骨骼和正常骨骼外形是一樣的，但質量卻減少，其原因為骨頭裡鈣質逐漸流失，使得內部骨質單薄，造成許多孔隙而呈現中空疏鬆現象，骨質疏鬆之名由此而來。

骨質疏鬆的病因

1.退化性

　　（1）女性骨架及骨量較男性少，所以女性較易發生。

　　（2）種族：黃、白種人。

　　（3）家族史。

2. 年齡

   (1)隨年紀增加，生骨細胞機能會衰退，使骨質的新生不足。

   (2)年紀增大導致腸胃道吸收鈣能力減少。

3.鈣吸收不良

   (1)維生素D不足

   (2)腎疾患

   (3)肝疾患

4.激素之變化

   (1)副甲狀腺素分泌增加：使骨骼代謝增加，加速骨質流失。

   (2)抑鈣素的減少：抑制噬骨細胞吸收骨骼的功能降低，易造成骨質流失。

   (3)甲狀腺素：過多會加速骨質的流失。

   (4)副腎皮素：大多數是服用藥物含過量類固醇引起的。

5.停經

   動情素的減少，使骨骼的代謝增加，而加速其流失。

6.營養

   (1)鈣攝食量過低。

   (2)常攝取高量的蛋白質、磷：喜歡吃家畜肉類者。

   (3)常食用高量的鹽。

   (4)維生素A過量：維生素丸的濫用。

7.生活起居

   (1)不運動：運動可增加骨骼血流量，促進骨骼成長且能有益於晚年骨骼的保存，維持骨骼之強度以減少骨質疏鬆侵襲的機率。

（2）飲酒、咖啡。

（3）生活緊張、壓力大。

8.藥物

類固醇、methotrexate、抗凝血劑、鎮靜劑。

發生骨質疏鬆症有許多因素，綜合起來下列三項是重要的決定因素。

（1）骨骼成熟時體內所含的骨質量：一般男人比女人的骨質量大，而黑人也比其他人種骨質量多，所以較不易得骨質疏鬆症。

（2）骨骼成熟後骨質流失速度：在患病者與健康者就有差異，如第一型糖尿病患流失速度增加。

（3）壽命及疾病：年紀愈大，得病愈多，骨質疏鬆愈易發生。

因此骨質疏鬆症可分為原發性及次發性，次發性是因原有疾病而引起。這些疾病包括內分泌性的、腸胃道的、結締組織的，及其他長期臨床、慢性肺氣腫和自體免疫的疾病等。

骨質疏鬆臨床症狀

1.骨折：脊椎骨、腕骨、股骨。

2.駝背。

3.腰痠背痛。

4.身高變矮。

5.行動障礙。

6.消化道不通或呼吸受阻：這些現象與停經後骨折好發部位有關。

診斷

1.實驗室報告：血鈣、磷、鹼性酸鹽皆正常。

2.於射線發現：骨小樑大量消失，皮質骨變薄。

3.診斷方法：

(1)X光攝影

(2)電腦斷層攝影

(3)同位素吸光骨質測定儀

　　A.單光子吸光測定

　　B.雙光子吸光測定

(4)X光吸光骨質測定儀

骨質疏鬆症的治療

1.藥物

治療藥物可分：骨吸收之抑制劑和骨生成之刺激劑兩大類

(1)**骨吸收之抑制劑**

A.雌激素

a.是很有效的藥物，使骨中鈣質流失的速度緩下來。

b.副作用：停經之後再度造成出血、高血壓、血液凝固異常、肺栓塞等。

c.需定期作檢查(骨盆腔檢查、乳房檢查、抹片、血壓)。

d.已有確實證據顯示，只要小劑量，便可有效預防及治療。

B.抑鈣素

a.昂貴

b.須每日或隔日注射，但至少可在短期(兩年)內增加骨緻密

度。

c.目前藥廠正發展鼻腔噴霧式抑鈣素，可增加其實用性。

C.雙磷酸類

a.在用藥初期，可能導致骨吸收減少或停止，但骨生長繼續，因而有短期內骨密度上升，不過長久使用之後，只是減緩骨密度的流失率。

b.除歐洲某些國家，目前並未大規模使用。

D.活性維生素D

a.雖是活性維生素D作用快，但過量使用時，仍有虛脫與腸胃道症狀,血中鈣、磷皆上升，然後身體許多組織皆發生沉澱，包括小血管及腎臟，而引起高血壓及腎衰竭，所以仍要監測血中濃度，必要時須停藥。

b.Calcitriol的化學名為1，25-dihydroxycholecalciferol，市場另外還有1-hydroxy calciferol，可視為其同功異質體，一樣不需腎臟酵素活化。

E.鈣質

a.使骨密度之減少率降低一半，除非有高血鈣症或尿路鈣結石，每個患者皆應使用。

b.碳酸鈣(calcium carbonate)→內含40%重量之鈣,較易使用之劑型，價格便宜。

c.乳酸鈣(calcium lactate)→含10%重量之鈣，若有乳糖不耐症，不宜使用。

d.葡萄糖酸鈣(calcium gluconate)→含10%重量之鈣。

e.氧化鈣(calcium cholride)→適合用在醃製食品，當作上升脆

度的添加物，但對胃有刺激。

f.左旋果糖鈣(calcium levulinate)。

(2)骨生成之刺激劑

A.同化性類固醇爲男性激素的衍生物。

B.氟化鈉

a.使用一年之後，可增加骨緻密，但在組織切片下，這些新生的骨組織並不正常。

b.副作用之胃痛、下肢關節以及軟組織疼痛。

2.運動

(1)運動的好處

A.刺激骨芽細胞製造骨骼。

B.增加骨骼受力及血流量，使骨骼營養良好，並且增大變粗。

(2)評估足夠的運動量

A.心搏增加到(220－年齡)×0.6。

B.血壓不可增加20mmHg以上。

(3)運動種類

A.四肢運動

B.背部運動

a.背部伸展：坐姿→俯立姿

b.背部伸展＋深呼吸

c.腰部屈肌

d.仰臥抬腿

e.仰臥抬頭

C.禁忌運動

骨質疏鬆病人不宜作屈曲身體的運動，以免發生骨折。

3.維生素D

(1)來源

A.照射太陽。

B.從食物中來。

(2)在人體內，小腸內壁中的細小壁狀突起細胞吸收鈣，鈣透過腸壁而移動至血液中，必須藉維他命D調節，吸收率才高。

A.適度的曝晒太陽

a.皮膚中的維生素原D(provitamin D)可經太陽紫外線照射，轉化成維生素D(calciferol)。

b.calciferol又稱solar nutrition(太陽的營養品)，即是太陽給予人類及地球上所有生物的眾多恩惠之一。

c.每日照射15分~1小時即可，就國人而言無需故意做日光浴，因在平常生活之中便可獲得必要的紫外線。

d.不須做日光浴，若超過一定時間，維生素D不會增加，反而會把皮膚晒黑。

e.形成維他命D的紫外線波長較長(290~330毫微米)，其他波長短的紫外線會傷害細胞核仁，導致細胞異常分裂終致皮膚癌。

(3)從食物來

含有維生素D高的食品，有香菇、肝油、奶油、雞蛋以及含脂肪較多的魚類。但肝油與奶油含有膽固醇，因此最理想的是香菇。而且香菇所含Vit. D量較肝油、奶油高。

香菇含有維生素D及麥角固醇（Ergosterin），而麥角固醇占了大部分，必須經過紫外線照射，才能轉變爲維生素D。

照射陽光約1-2hrs.，才會增加維他命D，而後保存於一個月內食畢即可。

食用的香菇有生鮮與晒乾兩種。現今在工業大量生產之下往往以乾熱機熱風乾燥，故現代人食用的生香菇及乾香菇幾乎沒有Vit. D。

4.鈣

(1) 含有豐富鈣的食品有：牛奶、脫脂奶、豆腐、乳酪、養樂多、紫菜、海帶、小魚。

(2) 麥飯是米飯的四倍高（鈣含量）。

(3)小魚類含豐富的鈣。

A.魚骨中含多量磷酸鈣。

B.魚的肌肉含豐富的鈣。

C.魚的內臟含有許多維生素D。

D.進食時與其內臟一併食用，幫助腸對鈣質的吸收。

E.購買小魚乾時要選擇魚身往腹部彎曲的，因爲魚身往背部彎曲的小魚乾，其內臟器已經腐敗，而且維生素D很少。

(4)牛奶是很好的鈣源。

A.原因是牛奶中磷和鈣之比大致相等，此外牛奶中的乳酸鈣容易被分解，故在體內的吸收率極佳。

B.牛奶中蛋白質含有二氨基已酸及精氨基酸等氨基酸，會促進鈣吸收。

鈣從哪裡來？

　　利用米元80卡食物代換表，我們把食物做成每一份量剛好80大卡。用80大卡來做比較，是比較客觀的。因為有些食物含鈣很多，但是食用的量卻不能吃得太多，比如：粗鹽、海帶，如要吃到80大卡，可能一生或好幾世代都吃不完。因此，以一定量的熱量來做比較，會比用公克數來做比較，還來得準確。所以，此排行榜是從低到高，含鈣熱量的排行榜；在以不違反營養均衡的原則下，多吃一些含鈣的食物，但不是每天大量地吃，而是讓我們在食物的選擇上有所依循。

表 2　含鈣食物排行每一份食物同熱量時的比較（同樣一份 80 大卡時）

雞皮（白肉雞）	0.0	樹薯粉	0.0
仿仔雞（連皮）	0.0	雞皮（土雞）	0.0
雞皮（仿仔雞）	0.0	土雞肉（連皮）	0.0
白肉雞（連皮）	0.0	玉米粉	0.0
豬腳	0.0	芋糕	0.0
豬血糕	0.0	花生油	0.0
可口奶滋	0.0	紅糖	0.0
菠蘿麵包	0.0	沙茶醬	0.0
甜麵醬	0.0	素雞	0.0
胡椒	0.0	麵龜	0.0

奶精	0.0	綠豆糕	0.0
花生粉	0.0	米粒麻酪	0.0
植物油	0.0	花生麻酪	0.0
沙拉油	0.0	沙其馬	0.0
豆簽	0.0	福連糕	0.0
豬油	0.0	雙包胎	0.0
牛肉湯	0.0	芝麻醬	0.0
味全果汁奶	0.0	杏仁霜	0.0
統一果汁奶	0.0	芝麻麻酪	0.0
光泉果汁奶	0.0	雞蛋糕	0.0
味全巧克力奶	0.0	紅龜粿	0.0
乖乖	0.0	喜餅	0.0
紅片糕	0.0	芋粿	0.0
健健美	0.0	養樂多	0.0
雞捲	0.0	茱丸	0.0
肉丸	0.0	糖	0.2
蝦餃(皮)	0.4	豬肉(中肥)	0.7
絞肉	0.7	乳瑪琳	0.7
麻油	0.9	豬肉(瘦)	1.1
玉米花(糖衣)	1.2	椰子粉	1.3
牛油	1.3	熱狗	1.4
牛肉(肥)	1.5	胚芽米飯	1.6
胚芽米	1.6	松子	1.6

豆沙酥餅	1.6	培根	1.9
小籠包(皮)	2.0	包子皮	2.0
糙米飯	2.0	圓仔	2.0
玉米花	2.0	美奶滋	2.0
千島醬	2.0	洋火腿	2.1
米花	2.1	小籠包(餡)	2.2
糙米	2.3	牛肉(中肥)	2.3
羊肉(肥)	2.3	叉燒肉	2.5
蘋果派	2.5	糯米粉	2.6
馬鈴薯片	2.6	稀飯	2.6
乾飯	2.6	湯圓皮	2.6
甜年糕	2.7	蜜棗	2.7
燒餅	2.9	叉燒包(餡)	2.9
玉米(漿罐頭)	3.0	番茄汁	3.2
荔枝(罐頭)	3.2	白年糕	3.2
荷葉餅	3.2	蛋糕奶油	3.2
蘇打餅乾	3.2	咖哩餃	3.3
蔥油餅	3.4	高筋麵粉	3.5
葡萄乾麵包	3.5	饅頭	3.5
糯米飯	3.6	糯米	3.6
山東大餅	3.6	豬腸	3.7
寶島米粉	3.7	低筋麵粉	3.7
中筋麵粉	3.7	水餃皮	3.7

鹹燒餅(酥皮)	3.8	高湯(雞)	3.8
雲吞(餡)	3.8	蜂蜜	3.8
蘆筍汁	3.8	羊肉(瘦)	3.9
甜燒餅(酥皮)	3.9	雲吞皮	4.0
夾心餅乾	4.0	咖啡奶水	4.0
速食麵	4.1	春捲皮	4.1
銀絲卷	4.2	沙河粉	4.2
蘿蔔糕	4.4	統一素麵	4.4
統一壽麵	4.4	王子麵	4.4
牛肝	4.4	雞腿(白肉雞)	4.4
糖果	4.4	生力麵	4.5
玉米(粒罐頭)	4.5	冬粉(乾)	4.7
牛肉(瘦)	4.8	豬肝	4.9
通心麵	4.9	鹹燒餅(鬆軟)	4.9
綠豆沙	4.9	土司(白)	5.1
白肉雞(去皮)	5.1	甜燒餅(鬆軟)	5.2
全麥麵包	5.2	米	5.2
米(粉)	5.2	豬腰	5.2
汽水	5.3	香腸	5.4
福仔李(蜜餞)	5.4	雞脖子	5.5
燒賣(餡)	5.5	鮑魚	5.5
雞肝	5.5	雞翅膀	5.6
鵝肉	5.8	荸薺	5.9

豆沙	5.9	瓜子	5.9
玉米	6.1	雞腿(仿仔雞)	6.2
甜甜圈	6.2	油麵	6.2
鹽水鴨	6.2	米粉	6.4
鹽水餃	6.4	魷魚	6.4
麥片	6.5	鴨肝	6.7
油條	6.7	花生(炒帶殼)	6.7
夾心酥餅乾	6.9	麵線	7.4
酸梅	7.4	肉粽(餡)	7.5
鯊魚	7.6	花生(炸)	7.7
馬鈴薯(個)	7.8	雞胸(白肉雞)	7.8
馬鈴薯(塊)	7.8	牛肉乾	8.0
中式火腿	8.2	桃子	8.2
豬肚	8.2	桂圓(罐頭)	8.4
肉鬆	8.4	荔枝乾	8.5
絲瓜	8.6	豬舌	8.6
餅乾	8.7	肉羹	8.7
牛肉丸	8.7	桃子(去核)	8.9
西瓜(無子)	8.9	馬鈴薯(生)	9.0
花生醬	9.0	春卷(餡)	9.0
雞腿(土雞)	9.1	臘肉	9.2
荔浦芋餃	9.2	雞胸(土雞)	9.3
鹹粽	9.6	土雞肉(去皮)	9.9

桂圓乾	9.9	辣椒醬	10.0
豬腦	10.2	香蕉	10.2
奶油麵包	10.2	花生(鹹)	10.5
乾柿	10.5	肉包(餡)	10.7
叉燒包(皮)	10.8	豆瓣醬	10.9
雞胸(仿仔雞)	11.0	奶油蛋糕	11.0
櫻桃(罐頭)	11.3	荔枝	11.4
蓮藕粉	11.4	花生(煮)	11.4
派	11.5	果醬	11.5
草莓果醬	11.5	干貝	11.7
肉脯	12.0	葡萄柚汁	12.1
冬粉	12.2	大蒜	12.3
甜不辣	12.5	芒果(連皮)	12.7
仿仔雞(去皮)	12.8	巧克力奶油	12.8
烤雞	12.9	芒果	12.9
麵筋	12.9	水蜜桃(罐頭)	13.0
紅柿(軟)	13.1	巧克力蛋糕	14.0
綠豆芽	14.1	巧克力	14.2
葡萄	14.4	蜜蓮子	14.5
黑棗(乾)	14.6	水餃(餡)	14.8
旗魚	14.8	蘋果	15.2
番薯(白心)	15.2	番茄醬	15.4
麵條	15.6	木瓜糖	15.8

金菇	16.4	水蜜桃(去核)	16.4
李子	16.7	豬心	16.9
蘑菇	17.3	紅柿(硬)	17.4
鳳梨(罐頭)	17.4	芭樂	17.6
米酒	17.6	魚丸	17.6
葡萄乾	17.7	鮪魚	17.9
香菇	18.2	甘蔗汁	18.6
啤酒	18.6	梨子	18.8
楊桃乾	19.3	紅辣椒	19.5
家常菜餅	20.3	鴨肫	20.4
豬血	20.7	雞肫	20.9
酵母乳	20.9	葵瓜子	20.9
煎蛋	21.0	干貝芥菜	21.2
蠔油	21.2	蛋白	21.3
鴨肉	22.8	咖哩粉	22.9
葡萄柚	23.3	楊桃	23.3
排骨	23.4	春筍	24.3
紅目鰱	24.3	筍	24.3
麵離	24.5	綠豆(乾)	24.6
綠豆	24.6	豌豆(熟)	24.9
番茄	25.3	番諸(紅心)	25.3
筍干(濕)	25.5	紅豆	25.6
紅豆(乾)	25.6	皇帝豆	25.7

魚	25.8	多瓜糖	26.1
蝦餃（餡）	26.1	黑口	26.2
牛肚	26.4	金菇（罐頭）	26.7
桂圓	26.7	哈密瓜	26.7
豌豆（生）	27.2	釋迦	27.3
蓮霧	27.7	味噌（淡）	27.9
蓮子（乾）	28.5	蓮子（乾）	28.5
甜橄欖	28.6	鳳梨	28.9
吳郭魚	28.9	草魚	29.2
荸薺（罐頭）	29.4	魷魚乾	29.6
雞蛋	29.8	煮蛋	29.8
煮荷包蛋	29.9	皮刀魚	30.7
鴿蛋	30.8	西瓜（紅）	30.8
芋頭	31.0	鮮奶油	31.5
鱔	31.6	虱目魚	32.7
薑（生）	33.0	橘子水	33.1
韭菜花	33.5	櫻桃	34.6
枇杷	35.2	透抽	35.3
蓮藕	35.4	青椒	35.6
鹹蛋	36.1	蘑菇（罐頭）	36.4
蛋黃	36.7	檸檬汁	36.9
蚵仔麵線（菜）	37.3	芝麻湯圓（餡）	37.7
紅燒鰻（罐頭）	37.7	黃豆粉（全脂）	37.8

豆漿	38.9	鰱魚	40.4
赤海	41.4	柳丁	41.6
豆皮（乾）	42.5	木瓜	42.7
豌豆莢	42.7	鯉魚	43.3
紅蔥頭	43.3	沙條	43.4
毛豆	44.9	菱角	44.9
花枝	44.9	黃豆	45.2
帶魚	46.7	番藷葉	46.8
鹹橄欖	49.1	龍蝦	49.1
五香豆乾	50.1	狗母魚	51.1
橘子	51.4	正鰹	51.7
蝦米	52.1	西瓜（黃）	53.3
白口	54.7	柚子	55.4
香瓜	55.4	油豆腐細粉湯	55.4
花腹鯖	56.1	秋哥魚	56.3
綜合果菜汁	56.8	味噌（深色）	59.0
小管	59.0	黃豆粉（低脂）	59.1
洋蔥	59.4	黑倉	60.0
綠蘆筍	60.8	綠蘆筍（生）	61.0
河鰻	61.8	洋蔥（生）	63.2
黑鯛	63.6	竹筍	64.0
黃豆粉（脫脂）	65.1	布丁	66.2
冰淇淋	68.6	海蜇皮	69.3

葫蘆匏	70.2	南瓜	70.9
醋	72.0	白鯧	73.6
蒿仔菜心	73.7	煉乳	73.8
馬頭魚	75.0	海參	75.2
冬筍	75.3	綠蘆筍（罐頭）	75.6
胡蘿蔔（生）	77.8	胡蘿蔔（熟）	77.9
醬油膏	79.1	菜包餡	86.8
白蘆筍	86.9	白蘆筍（生）	87.0
海蟹	87.7	金線	88.3
羅宋湯菜	93.1	蔭瓜	94.5
菜豆（生）	95.1	赤宗	95.1
豆乾	96.3	白蘿蔔（生）	98.5
龍鬚菜	99.4	咖啡	100.0
生菜	102.9	芝麻	103.1
毛蟹	105.1	蒜苗	105.3
巧克力牛奶	106.7	菜豆	107.3
豆腐乳	107.4	臭豆腐	108.0
加臘魚	109.0	苦瓜	109.3
芥菜心	110.2	冬瓜	113.5
蘿蔔乾	114.4	海鰻	117.2
醃黃瓜	120.0	魚翅	120.4
醬油	121.0	花菜	123.3
豆乾絲	125.1	草蝦	125.7

臭肉塭	128.6	高麗菜乾	131.9
紅高麗菜	132.0	五香粉	132.8
球莖橄藍	134.1	韭黃(生)	138.8
韭黃	138.8	起士	139.6
黃瓜	140.0	小黃魚	140.5
豆皮(濕)	142.6	鮮奶	144.8
鹽酸菜	145.8	奶粉	146.1
蔥	146.6	蔥(生)	146.7
茄子	149.6	奶水	150.0
菱白筍	152.4	羊奶	152.4
紅蝦	155.1	油豆腐	158.0
茶	160.0	紅茶	160.0
蝦仁(去殼)	162.4	白蘿蔔	168.4
小魚乾味噌湯	170.5	鹹菜乾	181.6
豆腐	190.5	青花菜	191.0
青花菜(生)	191.1	高麗菜	191.3
蒿仔菜	196.1	高麗菜(生)	200.0
蚵仔	213.7	四季豆	214.3
蜆	215.6	九孔	221.6
脫脂奶粉	222.8	芹菜	236.1
小魚乾	240.2	脫脂鮮奶	258.8
韭菜(生)	258.8	韭菜	258.8
菠菜	260.7	茼蒿菜	264.6

白菜(生)	280.0	白菜	284.4
莞荽	287.6	即溶奶粉	288.1
茴香	294.2	青菜	296.6
紫菜	300.9	榨菜	314.9
蒟蒻	340.0	捲心菜葉	430.0
芥菜葉	430.0	海帶	507.8
青江白菜	511.1	芥藍菜	525.4
九層塔	595.3	雪裡蕻	613.3
發粉	927.8	蛤蜊	2023.1

第四章　血管動脈硬化

高血壓的致病原因

第一是鈉離子使多餘的水分存積。所以，不要「吃太多的鹽分」。我們看到高血壓病人或腎臟病病人，到後來腿腫得厲害，醫師希望把水分盡量地排除掉。

第二是交感神經系統。它是我們控制血壓的一個器官，因為生氣激動血壓就會升高，它是控制我們血壓急性時期的變化。當然，它可以分泌出很多的荷爾蒙，也可以維持慢性高血壓的症狀。

第三是激素(荷爾蒙)的影響。我們身體可以分泌許多使血壓高的激素，也可以分泌使血壓下降的激素，這兩種激素是維持一種平衡的狀態。如果使血壓升高的激素分泌過多，使血壓下降的激素過少，這時就會產生血壓高。

以上三個原因，可以單獨存在，也可以共同存在。

高血壓的危相

高血壓的危相分為兩大類，一是高血壓急症，二是高血壓緊急。急症是來得猛，來得快，這時血壓非常的高，會影響到五個器官：腦、眼睛、心臟、血管、腎臟。假如你沒有在24小時之內，

把血壓好好控制好，這些器官就會受到影響。我們看到腦血管的病變，主動脈破裂脫離的現象，或者急性心臟衰竭，另外一種腫瘤造成血壓不斷地升高。

高血壓的治療，第一應該採用非藥物療法。中國人是最愛吃藥的民族，跌打損傷要吃藥，傷風感冒、腰痠背痛都要吃藥。其實任何疾病治療的原則，先要採用非藥物療法。高血壓治療、糖尿病治療、血脂肪過高也是這樣子，尿酸過高等等都是。假如非藥物療法經過3~6個月，病人有一些危險的因素合併在一起，效果不好，就要給病人加上藥物治療。所以，即使採用藥物療法，還是要執行非藥物療法。包括減輕過多的體重、限制飲酒量、不能抽菸、限制鹽分的攝取。

1. 少吃鹽漬的製品：香腸、醃肉、火腿、罐裝食品等鹽分含量非常高，要少吃。
2. 用餐時，放在桌上的調味品，例如鹽、胡椒等，要少放。汽水、可樂、番茄汁含鈉鹽高，應少喝。
3. 主婦們做菜的時候，鹽、味精、醬油要節制。這樣實行下來，鹽的攝取量自然減少。
4. 要控制血糖。我們知道高血壓和糖尿病，幾乎像難兄難弟一樣。

原來高血壓是十大死因排名第五位，現降到第八位。糖尿病原來是十名外，或八、九名，現在是第五名。這兩個病，如果合併在一起，治療要更徹底。因為這兩個病在一起所造成的心臟血管病，比單獨存在的危險性要大好幾倍。所以無論治療高血壓或糖尿病，都要加倍注意治療。

至於控制血脂蛋白異常，高血壓會促進動脈硬化的形成，而病人又有血脂肪過高、高過膽固醇，或三酸甘油酯過高，自然血管硬化的過程會加重，也會造成血管阻塞、心肌梗塞等等。接下來是維持體內適當的電解質，我們知道鉀、鈣、鎂是我們人體當中，除了鈉離子以外，最重要的電解質。因為年紀大了，怕有骨質疏鬆症，因為電解質的不平衡，會對我們心律不整有影響，所以這些離子都非常重要，要注意維持人體適當的礦物質。我們建議病人多食綠色的蔬菜，這樣鉀離子高，鈉離子減少，可以使血壓控制得好。其次是戒煙，戒煙對我們心臟血管或高血壓非常有幫助。血管如果堵塞或做氣球擴張術或開刀，再抽菸，只有壞處，血管馬上就堵起來了。再就是運動，運動可以把多餘的卡路里消耗掉，可以使我們血糖得到控制，可以控制血脂肪，可以維持正常的體重。另外，情緒要放輕鬆。小孩子不聽話，或者做事情不如意，我們要想開一點，人生苦短，不管什麼事情都要從各方面去想。情緒保持穩定，參加社團活動，培養多方面興趣，這些都是用來治療高血壓非藥物的療法。

高血壓治療

1.膳食的總熱量勿過高，以維持正常體重為度。

2.超過正常標準體重者，應減少每日進食的總熱量。食用低脂食物（脂肪攝入量不超過總熱量的30%，其中動物脂肪不要超過10%），低膽固醇膳食（每日不超過250毫克）。並限制酒和蔗糖及含糖食物的攝入量。

3.避免攝食容易上升膽固醇的食物：如肥肉、肝、腦、腎、肺、

螺肉、蚌肉、墨魚、骨髓、豬油、蛋黃、魚子、奶油及其製品、椰子油、可可油等。如血脂持續升高，應食用低膽固醇、低動物性脂肪食物。如各種瘦肉、雞、鴨、鴿肉、魚肉、蛋白、豆製品等。

4. 如已確診有冠狀動脈粥樣硬化者，嚴禁暴飲暴食，以免誘發心絞痛、心肌梗塞。因暴飲暴食，使胃內過飽，身體有更多的血液需要供給胃以消化食物，而影響心臟的供血減少導致心肌缺血。

5. 提倡飲食清淡，多含維生素A、C、E。如新鮮蔬菜、瓜果（富含纖維素，可增加腸蠕動，加速膽固醇的排泄，故可降低血脂，防動脈硬化），多食植物性蛋白，如豆類及其製品等食物，它可供人體所必需的多種氨基酸。在可能的條件下，盡量以豆油、菜子油、麻油、玉米油、茶油、米糠油、紅花子油、花生油為食用油。因為植物油是不飽和脂肪酸，它能置換出浸入到動脈血管壁平滑肌層的動物脂肪，間接阻抗動脈硬化。

高血壓除了上述的飲食療法外，病人及家屬還可以做下列的配合：

1. 發揮患者的主觀能動性配合治療，說服病人耐心接受長期的防治措施事關重要。

2. 適當的體力勞動和體育活動。

3. 合理安排工作和生活：生活要有規律，保持樂觀、愉快的情緒。避免過勞和情緒激動，注意勞逸結合，保持充分睡眠。

4. 提倡不吸煙，不飲烈劇酒。

5.積極治療與動脈硬化有關的一些疾病：如高血壓、肥胖症、高脂血症、痛風、糖尿病、肝病、腎病、膽囊炎、胰腺疾病。

6.藥物治療：由醫師酌情處理。

由於高血壓是最重要的危險因子，因此本文特別多花篇幅介紹高血壓的原因分類。

依高血壓的病因來分類的話，可分為兩大類，一是原發性高血壓，二是次發性高血壓。有85%的病人是查不出原因來的，因為找不出原因，所以要靠藥物療法和非藥物療法來控制它。我們叫它是原發性高血壓，絕大部分的高血壓都是屬於這一種。另外有低於15%的病人是次發性的高血壓，可以查出特別的原因。荷爾蒙的增生或者是血管的硬化、狹窄或者是不正常的腫瘤，這時所引起的高血壓叫做次發性的高血壓。雖然次發性高血壓所占的比率是這麼少，但中年以前得的高血壓，我們就要想到，他是不是次發性性高血壓。中年以後得的高血壓，大部分都是原發性高血壓。次發高血壓所占的比率不多，而且是可以把治癒的，我們可以把血管打通。或者找到不正常的腫瘤，把它切除。這時，我們可以一勞永逸地把高血壓去除掉，把它治癒。但是，原發性高血壓我們沒辦法把它治癒，只有控制它，不要因為血壓高而引起併發症。

高血壓的藥物

我們來看看，有些人很胖，吃很多漢堡、炸雞、喝很多酒，這樣子，血管就很容易硬化，心臟表面會堆積許多脂肪，把心臟的血管堵塞。假如腰圍增加一吋，年齡就減少一年。希望注意飲食方面，並作適度的運動，讓我們的肌肉結實，而不要脂肪增加。

如果還沒有把血壓控制到理想的範圍，就要：

　　生活型態要維持穩定，持續非藥物的療法。並小心謹慎來服用一些高血壓的藥物，首先要知道這個藥物的優點和缺點。高血壓的藥可以分七類，每一大類又有好多牌子，英、美、法、日、台灣製造的都有。高血壓的藥物算起來有上百種之多，但是，我們可以把它分為下列七類：第一類是利尿劑，第二類是乙型阻斷劑，第三類是血管張力轉化抑制劑，第四類是鈣離子阻斷劑，第五類是甲型阻斷劑，還有第六類是中樞神經系統的交感神經結的阻斷劑，第七類血管擴張劑。所以，治療藥物是非常的多，藥是不管新發明的或是以前就存在的藥。每一個人對藥物的反應不一樣，只要適合的就是好藥。假如給病人吃藥以後，而血壓還沒有得到控制，那醫生通常會採用三種方法來幫忙你控制。第一把你的藥劑量加大一點。第二，把這種藥換掉，用另一種藥，因為機轉不一樣。第三，還是以這個藥維持原來的劑量，再加不同機轉的藥。假如血壓還沒有辦法控制在理想的程度，有些病人會覺得這個醫生不高明，血壓都降不下來。事實上，大家必須要有一個觀念，很多藥物，必須持續服用3~4個禮拜，才能維持血中濃度，千萬不要急急忙忙地要求換藥或換醫師。

高血壓藥物分論

　　1.利尿劑：利尿劑主要是把身體上多餘的鈉離子——鹽分排掉，水分排掉。利尿劑還可以使平滑肌擴張，血管擴張以後，血壓才能夠下降。利尿劑可以使血壓升高的激素作用減弱，那當然就可以降血壓。利尿劑的優點是價錢便宜；缺點是鉀離子排泄得太多，尿酸升高、血糖升高或是脂肪代謝影響血脂肪高等等。假

如醫生給你吃利尿劑，把它的劑量調整在安全範圍內，那它對於這些新陳代謝的影響是微乎其微的。所以利尿劑至今有一百年的歷史，它還是很好的藥物。

2.乙型阻斷劑：這是目前最常用的高血壓藥，它的作用在所謂的乙型接收器上。使得血壓升高的物質，能夠減少它的作用。優點是可以治療高血壓、心律不整、心絞痛、防止心肌梗塞的發生。缺點來說，在血糖過低的情況下，使用這種藥會有危險。我們知道血糖過低會四肢發軟、出冷汗、心跳加快，這是身體一個警告的訊息。要趕快吃巧克力或方糖，補充糖分。如果使用這種藥，會使血糖過低的時間拉得比較長，這樣反而影響他腦的中樞神經系統。

3.血管張力轉換酵素抑制劑：這個藥跟鈣離子阻斷劑，是目前治療高血壓及各類心臟病的主流。它主要是可以控制激素過高所造成的血壓偏高。荷爾蒙分泌過高，血管收縮所造成的血壓偏高。另外，它可以減少血管的收縮及減少血管周邊的阻力。優點是可以保護心臟的功能，不影響我們脂肪、尿酸以及血糖的代謝；缺點是有些病人有乾咳的現象，或者皮膚有發疹的現象。治療高血壓的藥，必需是要用它的優點，防它的缺點。

4.鈣離子阻斷劑：它的作用方式是可以防止鈣離子進入細胞內，減少血管收縮，並且減少血管周邊的阻力。優點是可以治療心律不整、心絞痛、高血壓；缺點是它有心跳、心悸、心慌的感覺或有腿腫的現象。

5.甲型阻斷劑：它可以使血管舒張，減少血管阻力。優點是可以幫忙一些因為某一種不正常的腫瘤，所造成的高血壓的診斷與

治療。對於血脂肪的影響，它是有幫助的效果；缺點是會影響姿勢性低血壓。

6.交感神經阻斷劑：此類藥物現在用的量比較少，因為被其他新藥代替了。它的優點是減少血管的阻力，可以減少心臟的輸出量。缺點是容易產生姿勢性低血壓，它對於中樞神經系統有抑制的作用，吃了很想睡覺，注意力不能集中。

7.血管擴張劑：就是讓血管擴張、血壓下降。它的優點是使血管擴張、血壓下降、心跳加快；缺點是會使下肢有水腫的現象，鈉鹽屯積過多。一般來說，這藥不會是第一線降血壓的藥物，它都是和其他的藥物合併在一起服用，來達到加強的效果。

腦血管動脈硬化

腦血管疾病是國人數一數二的死因，而造成行為不能的更不計其數。這與歐美國家的主要死因，心臟動脈疾病不同。在前面已提過心臟動脈硬化的最重要致病因素是高血脂症。這在德國的職工調查顯示膽固醇高於266以上的有10%。在腦血管疾病方面，最重要的危險因素是高血壓。我國高血壓病人規則在醫師監視下服藥的是少數，這是腦血管病較歐美多的原因之一。另一個少為人提的糖尿病，國人的糖尿病比美國的人多，筆者無論從流行病學，從減肥門診及糖尿病門診皆感覺到國人罹患糖尿病多得可怕。德國職工男性有36.8%，女性有38.3%的肥胖症。而國人不及德國人肥胖多，可是德國人的糖尿病男性才2.7%，女性1.5%，比國人的10%低了許多。然而重要的是這些病人並沒把血糖控制在正常範圍之下，而造成的併發症之一——腦血管疾病。這是國人腦血

管疾病居高不下的另一原因，其他如缺血性心臟病及肥胖症的增加，也是原因。

腦血管病造成社會的負擔，可以從筆者參觀巴黎老人醫院得到印象。法國是社會主義國家，老人應有很好的照顧。可是巴黎老人並無法進入醫院，得到良好及便宜的醫療。因為一個臥床的病人，每天要花掉法國人五個國民所得，國家負擔不了。所以巴黎老人醫院不大，可是等候的病人名單很長，很多人來不及住院就過世了。這也是最令人心酸感慨的事。

以法國之富及社會黨當政都無法對慢性病人作週全的照顧。而其他開發中國家呢？許多開發國家，由於經濟發展迅速，其他跟不上時，會造成社會上文明病的增加。肥胖、高血壓、高血脂、糖尿病、高尿酸血症到處可見，而這些病都是可以經過公衛的手段預防的。筆者回國特別注重病人教育就是這個原因，想以教育來達到預防的目的。

肢體動脈硬化

肢體指的是四肢。四肢動脈硬化會引起該血管滋養的組織壞死、疼痛。最重要的致病因素是抽菸，其次是高血脂症，再次是糖尿病。

心臟冠狀動脈硬化

這個名詞大多數人都很熟悉，將來我們一半的人也會因為動脈硬化的併發症而死亡，包括腦中風、心肌梗塞及肢動脈的阻塞。以德國而言，1978年死亡率第一位是心臟病佔31.3%，第二位是癌

症佔30.7%，意外及中毒佔10.8%，接下來的大都是慢性文明病。單以心臟病的門診及住院費用而言，就需要85億馬克。工廠公司因而損失400億馬克，可見動脈硬化造成社會負擔多大。

先談心臟冠狀動脈硬化疾病的成因，才能預防，以減少個人及社會損失。首要原因是脂肪代謝異常，也就是俗話說血油高；第二個原因是尼古丁濫用，也就是抽菸；第三個原因是高血壓；第四個原因是糖尿病；第五個原因是高尿酸血症；第六個原因肥胖。除了抽菸外，其他五個原因就是我常說的文明病。五病一體，五種現代人常患的病，也常在同一家族發生。根據佛拉明罕的調查，這些原因加成後，可以統計出每年每一千人發生心臟冠狀動脈血管病的危險性。

第五章　疾病時的營養

貧　血

　　提到貧血，許多人都不陌生，有人以為臉色蒼白就代表貧血。其實不一定，因為有一些人平常臉就比較蒼白。貧血的判定，主要都是靠抽血來診斷的。貧血就是說：你的紅血球不夠，或者是紅血球數目雖然夠，可是不夠紅，就是裡面的血紅素不夠多。

　　另外，很多人會把貧血和高血壓或低血壓搞在一起。當然貧血的人有時候會起坐性低血壓，就是從躺著或坐著站起來的時候頭會暈。可是血壓是指血管的硬度、壓力，就是像一個水管你把它壓一壓，看這個管子硬不硬的問題。裡面的水分忽然間把它抽光，當然這個管子就軟下去了。所以你說讓它急性失血的時候、車禍的時候，那時血壓當然掉下去。我們現在不是指那個情形，血壓高和血壓低只是管壁的問題。我們不談裡面的水分，只是管壁的問題。貧血是指管壁裡面的血液，它的紅血球夠不夠？或者紅血球的色素夠不夠？所以貧血和低血壓並沒有絕對的關係，只是貧血的人比較可能有低血壓。這是因為貧血的人，他的血液裡面所帶的水分，和整個壓力不夠，所以血壓比較低，可是並不是說貧血的人就一定有低血壓。

貧血的朋友可能體力會比較差一點。因為血球裡面的血紅素是攜帶氧氣最重要的一個車子，假如你的車子不夠力的時候，那是不是車子就要跑更多的次數？當你再怎麼跑也跑不夠的時候，那時氧氣就會缺乏。所以貧血的人通常體力會比較差，跑步、上樓通常比較容易累，做事也比較容易累，所以這並不是一個很好的現象。貧血以後，整個人的感覺也會不一樣，人也會比較虛弱，也比較沒有企圖心，比較不容易成功。所以貧血是一件非常嚴重的事，而且也要去找出原因，貧血有很多原因要把它找出來。

貧血到後期嚴重時會心臟衰竭。因為這時候心臟跳動的次數也會增加，就是說為配合這攜帶氧氣的車子減少，你的速度就要增加，那你血液一定要流得比較快，所以心臟跳動的次數也要增加。將來會引起心臟衰竭，它沒辦法跳動那麼多的時候，就衰竭下來。所以貧血是不可輕忽的。

貧血的原因有很多種。例如我剛才說的血球不夠，血球不夠可能有溶血，或者是血流掉了。譬如說：大便會變成黑色的，可能他有十二指腸、胃潰瘍、大腸長了癌症或息肉、大腸有潰瘍。基本上就是血球一直流失出去，所以剛開始的時候，你會發現血球的量比較少。到後來由於人體儲藏的鐵質是有限的，你繼續流失的時候，鐵質一直補充不夠的話，隔了幾個月或者一、兩年之後，會變成缺鐵性貧血。假如是血球量不夠，我剛說的溶血的情形，那有很多疾病。譬如說地中海貧血，這種原因的話，就是它血球的蛋白質產生突變。造成血球變形，所以很容易就被破壞掉。

這種病通常比較容易在南方的客家人裡面產生，由於客家人從以前到現在，常常都是在自己的族群裡面通婚。他們從大陸北

方的西北地方一直南移。在廣東這一帶，以前是很多瘧疾的地方。瘧疾不容易在生病的紅血球的人身上生長，所以以前很多正常的人死於瘧疾，可是地中海型貧血的人就存活下來了。然而這些人又繼續族內通婚，得到地中海型貧血的機會大增。有時候有些研究報告說沒有客家人多的情況，因為有很多報告是看我們的籍貫。其實台灣的籍貫是非常不準的，譬如說冠夫籍貫。其實血緣是重要的，大家大概可以了解客家人以及類似像客家人、閩南人、廣東人比較多得此病的原因，在於近親通婚，也就是同一地緣的人常都接受到同樣疾病的侵擾，留下來這些人繼續再通婚的結果。所以地中海型貧血，比較容易在某一些家族裡面產生。

貧血有很多不同的種類，治療方法也不太一樣。很多人認為貧血只要多補充鐵質的東西就好了，這是錯誤的觀念。

假如是繼續流血，譬如說是十二指腸潰瘍，那就是先治療十二指腸潰瘍，而使得它不流血，再去治療十二指腸潰瘍所引起的鐵質不足。可是假如是由於B_{12}，或由於葉酸不夠，所引起的血球變大的貧血，這時候繼續給鐵質，反而沒有用。因為它並不是鐵質不足所引起的貧血。

所以一個人貧血要找專門的醫生，要看他的抹片，看他的血球變大變小、有沒有變形。除了剛才講的血紅素的改變外，還有很多遺傳性的疾病，會改變血球的形狀使它容易破掉。那還要找出血球形狀改變的原因。另一方面也要查，是不是那些營養素不夠。針對疾病下藥才有用，光吃補血的鐵劑是沒有用的。

我想要矯正很多中國人的觀念。比方說，認為古時候的中國醫生，常常是抓藥而已，也就是在賣藥。其實醫生是一個知識的

諮詢者，有很多的疾病並不是去買藥來，就可以解決這個問題。假如隨便買藥來就好，何不到處裝個自動販賣機，然後自己認為有貧血的人，就去買貧血的藥；自己認為有感冒的人，就去買感冒的藥。這樣子是很危險的，也浪費掉國家培養那麼多對於健康保養有專才的人，以及自己的健康。所以貧血還是要找醫生來看，針對不同的原因來用藥才對。

氨基酸、鱸魚與開刀

會產生熱量的食物可有三個成分，分別是醣、蛋白質與脂肪。各個食物各含有不同比重，也造成千變萬化的口福。其中蛋白質是由22種氨基酸組成，有如一本書由許多字母組成一樣。我們吃了食物中的蛋白質在消化道會被分解成更小的分子，那就是氨基酸。

其中有八種氨基酸是人體完全不能自己製造合成，必須由食物攝取，稱為「必需氨基酸」。而其他的則可以從醣及脂肪分解後，轉化而成，所以不是人體所必需，稱為「非必需氨基酸」。

人體每天大約有1%~2%的身體蛋白質會有新陳代謝。身體蛋白質分解後，又有70%再度合成，其餘的20%~30%則被分解為含氮的廢物、二氧化碳及水。所以一天大約30~40公克的蛋白質代謝量，所以每天也必須攝食足夠的蛋白質相當量來補充。

身體在不正常的狀態之下，氨基酸的「代謝恆常性」就被破壞了。就以外力侵襲而言，由於外力入侵，被侵部位破壞，出血之後，血漿及組織液流失，組織破壞，身體就要往修補的途徑走。能量效率更加講究，身體重視醣與脂肪的使用，肝醣分解，葡萄

糖新生，這些原料來自脂肪組織及肌肉的蛋白質組織。假如入侵的部位來自腸胃道，那麼肝臟的腸胃道麩氨環受侵襲，麩氨不再轉換爲甘氨酸。肌肉來的麩氨在異化激素的作用下，成爲腸管粘膜的基質。結果身體的營養狀態低下，創傷治療遲延，免疫能力下降。這時身體更需要外來的營養，如全靜脈注射或從口來補充，以便保留身體的蛋白質。

一個正常人每天需要的氨基酸約每公斤體重0.8公克。約合男子每天吃5兩肉（沒喝牛奶情況下，有喝牛奶要扣除牛奶所佔的分數），女子約4兩肉。在輕度的侵襲下有人主張要把蛋白質提高到每公斤體重1.5公克，重度侵襲下則每公斤體重需2.0公克。一般入院病人也需提高到1.1公克，有外科手術時，大約需要1.1~1.6公克。而大量的燙傷或大手術則需每公斤體重1.6~4.2公克。

這也是一般民間都相信開刀後要吃鱸魚的科學佐證。魚類一般含有較多的蛋白質，是身體受創傷時，很好的蛋白質來源。相對於肉類，瘦肉也只有1/2的蛋白質能量，因此在重創時吃魚是一個可行的營養療法。不過身體對某些海產過敏的人，會因爲吃了某些季節性食物而發癢，那可要小心，千萬不能吃，否則重創的傷口分泌物會更多。身體的免疫可無法同時對付細菌的外患，又要安內（過敏反應）。

肝病時的氨基酸

肝炎是中國人及非洲某地區的特產。這些人口中常有B型肝炎帶原者達1/5以上，以致於慢性肝病非常容易看到。反之筆者在德國看到的肝病常是酒精性的肝病。不過近年來，在公賣局及酒商

的廣告促銷之下「全民共飲」，酒精引起的肝病，在台灣已有上升的現象。尤其是病毒性肝炎，若再有其他不利的因素（如酗酒），則會更快導致末期肝病，這時氨基酸的代謝又相形重要。

肝硬化是末期肝病共同的現象。在這些病人的血漿中，分枝的氨基酸減少，而芳香性的氨基酸增加。這時肝臟的解毒用的「鳥胺酸環」會破壞，因為麩氨平時可與氨結合而把身體的氨轉給鳥氨酸，形成尿素。氨是身體有毒的廢物俗稱阿摩尼亞，不能一刻沒有這個鳥氨酸環的代謝解毒。

這時醫師可能會注射分枝氨基酸到病人體內，以平衡一下分枝與芳香氨基酸的比例。可以得到保護身體蛋白質不被分解異化的效果，意識也會清醒。說到意識，由於肝病末期肝細胞減少，血中含氮廢物增加，以致腦的傳導物質改變，引起神智不清的現象。所以一個酗酒的病人到肝病末期，不喝酒也好像喝醉酒一樣。

前一陣子國人喝酒是兇出了名，XO的廠商沒有那一個人對台灣不是又拉又扯的。國人除了將來會有愈多的酒精性肝硬化之外，也有與國外不同的地方就是還等不及肝硬化，就先腦中風或心肌梗塞死了。此話怎說呢？喝酒量國人比洋人還敢衝，更不怕死。全世界就只有台灣，一次宴席中乾杯了好幾十次的，而且烈酒是用倒著喝的。因此在台灣的急診室有那麼多的意外車禍以及急性的酒精中毒、腦中風、心肌梗塞。法國人、義大利人、德國人喝悶酒，常是中低收入的人。一天一瓶或兩瓶葡萄酒，20年後，得肝硬化，拖個3年5年。台灣是事業正顛峰的壯年人，車禍橫亡或者中風、心肌梗塞，雖然喝不到幾年，但是太猛了，一下子就把福壽喝完了。

當一個人肝病時，國人又會大送「特效藥」、「大補丸」、「保肝片」、「高蛋白質奶粉」，好像每一個人都是醫師、營養師。還有許多大陸劣藥(西藥，可是品質低)、偽藥(假冒其他藥名)，這些藥是功能有限，更不好的是有強烈副作用，或是與現在病情剛好相抵觸的食物(如高蛋白質牛奶)。吃了無法改善分枝氨基酸過少的情形，所以還是要與醫師商量，不要悶著頭自己搞，反而弄巧成拙。

肢端肥大症的營養與代謝

當人們的長骨端重合時，腦下垂體再發生生長素腫瘤時，人們不但成為「巨人症」。而在身體各肢端，上肢、下肢的指頭之外，鼻、下巴一塊兒不正常地成長。於是四肢相當厚大、下巴突出，非常明顯，稱為「肢端肥大症」。

生長素是一種腦下垂體荷爾蒙，分泌之後進入血液。在身體各處發揮功能，比如生長促進，四肢的長骨繼續增長。體質的成長也有作用，於是也促進了鈣質在骨細胞的累積。在各個臟器及肌肉、心臟都有相當多的蛋白質結構，生長素可以促進蛋白質的代謝及合成。於是臟器也在「長大」，除了蛋白質的作用，脂肪代謝也會因此而往增加脂肪游離的方向。於是血中的三酸甘油酯上升，造成次發性高脂血症。至於醣類方面，它促進萄葡糖在肌肉與肝臟的新生與分解，於是抗拒了胰島素的作用。血中的胰島素需求量增加造成胰島素阻抗現象，最後終會產生萄葡糖失耐，形成糖尿病。至於水，電解質則傾向保留，於是血管內壓力上升，高血壓就形成了。

這個病的診斷相當簡單，只要抽血證實生長素上升，而電腦斷層又在腦下垂體看到腫瘤。治療方法也相當進步，無論是開刀或吃藥，都能有效控制疾病。接著就是在有生之年，如何與之共舞、共生了。

　　由於四肢肥厚乾燥，因此更應注重皮脂的保養。應擦較油性乳霜，如有糖尿病更應注重足部護理。雖在扭曲的面相之下，也不能在陰影之下活一輩子，可以利用化妝，以色彩的系列畫出更好看的顏面。

　　飲食是維持治療中最主要的，無論是否發生了糖尿病。其預防與治療之飲食是類似的，應以低油（25%以上）、高纖維、高醣為主，蛋白質也不能太高，以14%為準。這樣一來為了減少三酸甘油酯，二來減少糖尿病所加重的血糖代謝不良，往脂肪代謝走的不良趨勢。因此應以口服藥併胰島素把血糖控制在飯前110以下，飯後兩小時160以下。修復各個細胞在高血糖、高胰島素血症惡性循環之下，細胞接受器的欠損。如此，正常血糖只要一兩個月，胰島素及口服藥立刻可以減量。至於甜食，最好是敬而遠之，家人也要避免在病人面前大快朵頤，因為蛋糕、巧克力、冰淇淋，除了砂糖，就是棕櫚油，是糖尿病與高血脂症的剋星。

　　至於國人喜歡吃重味也要改改了。過多的調味料等於過去的鈉鹽，這樣水分及鈉的蓄積只會使高血壓更高。生長素是人類的必要激素（荷爾蒙），可是過多的分泌會造成許多代謝疾病，人們只要能對症下藥，照樣能快樂地走完這段路。

尿毒者的飲食

由於高血壓、糖尿病、痛風的控制不良，台灣的尿毒病患相當多，而且會繼續增多。另一方面是洗腎的發達，病人存活較以前久，一方面是文明病增加，上游製造文明病，下游尿毒自然也多起來了。

人體的後備力量雄厚，在成年時有100萬個腎元。假如好好保養、在70歲時，還會有50%以上的機能。但是由於得文明病後，不屑一顧，日積月累。到了糖尿病10年後，可能腎功能只剩30%了，這時稱為慢性腎衰竭。假如這時有好的醫師願意規勸講解，病人也聽進去了，願意配合，大概可以活到老不必洗腎。但是再不注意，可能一年內就到5%的腎功能了。這時尿毒的症狀，如嘔吐、噁心、厭食、不眠、無精神體力、不快感、容易出血、貧血、臉色發青都接踵而來。這時要注意飲食讓血中的鉀不要繼續升高，否則吃草藥或過多的蔬菜，增加了鉀離子，可能就一命嗚呼哀哉。

尿毒的病人要注意蛋白質的攝取量，尤其在洗腎前。由於腎臟已經無法代謝正常攝食的蛋白質量，因此食物中的蛋白質要限制。而總熱量要增加，可以降低尿毒的症狀。因此一天只能吃0.6公克/每公斤理想體，大約一個170公分的男性約40公克以下，一個160公分的女性大約35公克以下。由於100公克的麵食含有11.6公克的蛋白質，而米食只有6.5公克的蛋白質，所以在腎衰竭時，米飯特別優於麵食。可以減少主食的蛋白質攝取，保留給副食，可以增加病人飲食的多樣性及接受性。以一天吃米飯三碗而言，需要270公克的白米，含有17.6公克的蛋白質。再加上蔬菜來的4公克蛋

白質，一公克來自水果，來自副食的男子只剩下17.4公克，女子只剩下12.4公克了。每兩豬肉，約含有9公克蛋白質、5公克脂肪，那麼男子一天只能吃二兩肉，女子一天只能吃一兩半的肉了。

米飯已經是最低量蛋白質且品質最好的穀類了。假如換成麵類則只能吃「素麵」沒有什麼加料的空間了。近年來又有食品商想出以澱粉來做成「米粒樣的低蛋白米」。說穿了，那也只是像米粒的米粉或冬粉而已。冬粉由於蛋白質含量低，所以可以當主食，可見有了腎臟病，食物的限制有夠大。一些根莖類的食物，如芋頭也可以考慮。

食鹽也是應注意的焦點，因為身體的電位變化就靠鈉離子及其他離子的濃度來維持。由於慢性腎衰竭病人的鈉排泄還算正常，過度限制也不可以。因為血鈉太低也會危險，因此配合水分的進出、出汗、尿量來決定給多少鹽。到了末期，食鹽的量就要嚴格限制了。因怕引起浮腫、瘀血性心衰竭，引起呼吸困難。

鉀鹽存在於細胞內，蔬菜、肉類都有高含量。假如鉀鹽沒有限制，由於腎臟排除不良，會引起心室期外收縮、心室細動、心臟停止，是最需要注意檢驗監測的了。所以末期病人，不能吃草藥的原因在此，連蔬菜都得水燙過，以稀釋過多的鉀離子。

由於腎臟活化維生素D的能力受損，因此血中鈣下降，磷上升，骨質溶出鈣，造成骨質疏鬆。副甲狀腺看到磷上升，也過度分泌，更是屋漏又逢雨，骨折常發生也就不足為奇了。

國民健康系列
健康活到100歲

1999年5月初版　　　　　　　　　定價：新臺幣150元
1999年7月初版第二刷
有著作權‧翻印必究
Printed in Taiwan.

著　　者	洪建德
發 行 人	劉國瑞

出版者　聯經出版事業公司	主　　編	簡美玉
臺 北 市 忠 孝 東 路 四 段 5 5 5 號	特約編輯	陳秀容
電　　話：23620308‧27627429	封面設計	簡銳旺

發行所：台北縣汐止鎮大同路一段367號
發行電話：２ ６ ４ １ ８ ６ ６ １
郵 政 劃 撥 帳 戶 第 0 1 0 0 5 5 9 - 3 號
郵撥電話：２ ６ ４ １ ８ ６ ６ ２
印 刷 者　世和印製企業有限公司

行政院新聞局出版事業登記證局版臺業字第0130號

國家圖書館出版品預行編目資料

健康活到100歲 / 洪建德著 . --初版 .
--臺北市：聯經，1999年
面；　公分 . -- (國民健康系列)
ISBN　957-08-1962-6(平裝)
〔1999年7月初版第二刷〕

Ⅰ.健康法 Ⅱ.長生法

411.1　　　　　　　　　　　　　88006104

國民健康系列

●本書目定價若有調整，以再版新書版權頁上之定價爲準●